CONTRIBUTION CRITIQUE

A L'ÉTUDE

DU

TRAITEMENT

DES BRULURES

SPÉCIALEMENT

PAR L'ACIDE PICRIQUE

PAR

H.-N. DAKHYL

DOCTEUR EN MÉDECINE DE LA FACULTÉ DE PARIS

EX-INTERNE DE LA CLINIQUE DU DOCTEUR MARTIN

MEMBRE DE L'ACADÉMIE DES SCIENCES ORIENTALES

ANCIEN PROFESSEUR DE COURS SUPÉRIEUR DE GREC, DE FRANÇAIS ET D'ARABE

A L'UNIVERSITÉ SAINT-JOSEPH ET AU COLLÉGE AMÉRICAIN (BEYROUTH)

—

2e ÉDITION

IMPRIMERIE DES THÈSES
DE LA
FACULTÉ DE MÉDECINE DE PARIS
OLLIER-HENRY
11 ET 13 RUE DE L'ÉCOLE-DE-MÉDECINE
PARIS
—
1898

My dear Mrs. Robert de Leftwich Dodge née Melle. Sarah Spang will will you kindly accept this small souvenir as a token of my sincerity —

H. N. Dakhyl.

BIBLIOTHÈQUE NATIONALE
R F
IMPRIMÉS

THÈSE

POUR

LE DOCTORAT EN MÉDECINE

———

Vincit qui patitur.
Nos brûlures bien guéries nous
font plus fort.

D.

T 61
Te
12

CONTRIBUTION CRITIQUE

A L'ÉTUDE

DU

TRAITEMENT

DES BRULURES

SPÉCIALEMENT

PAR L'ACIDE PICRIQUE

PAR

H.-N. DAKHYL

DOCTEUR EN MÉDECINE DE LA FACULTÉ DE PARIS

EX-INTERNE DE LA CLINIQUE DU DOCTEUR MARTIN

MEMBRE DE L'ACADÉMIE DES SCIENCES ORIENTALES

ANCIEN PROFESSEUR DE COURS SUPÉRIEUR DE GREC, DE FRANÇAIS ET D'ARABE

A L'UNIVERSITÉ SAINT-JOSEPH ET AU COLLÉGE AMÉRICAIN (BEYROUTH)

—

2e ÉDITION

IMPRIMERIE DES THÈSES

DE LA

FACULTÉ DE MÉDECINE DE PARIS

OLLIER-HENRY

11 ET 13 RUE DE L'ÉCOLE-DE-MÉDECINE

PARIS

—

1898

AU PLUS DOUX SOUVENIR DE MA VIE

PENDANT MON PREMIER SÉJOUR A LONDRES (1892).

A LA MÉMOIRE VÉNÉRÉE DE MES CHERS AMIS

Mme E. S. CUTHBERT

ET M. LE DOCTEUR MARTIN

A LA MÉMOIRE

DE

A S. S. CYRIL, PATRIARCHE DE JÉRUSALEM, ETC.

MONSEIGNEUR S. GOBAT, EVÊQUE DE JÉRUSALEM, ETC.

A MES MAITRES

MM. LES PROFESSEURS DE L'ÉCOLE DE MÉDECINE DE PARIS

A MA FAMILLE

A MES AMIS

A MON PRÉSIDENT DE THÈSE

M. LE PROFESSEUR PAUL BERGER

Chirurgien des hôpitaux
Membre de l'Académie de médecine
Chevalier de la Légion d'honneur.

CONTRIBUTION CRITIQUE A L'ÉTUDE

DU

TRAITEMENT DES BRULURES

Spécialement par l'Acide Picrique

AVANT-PROPOS

Dans les différents hôpitaux où nous avons passé,
nous avons eu l'occasion de voir un grand nombre de
brûlures traitées d'ailleurs par des procédés absolument
différents, c'est ce qui nous a donné l'idée de ce travail.

Comparer entre eux les différents traitements de brûlures, apprécier la valeur des nouveaux topiques employés contre ces redoutables lésions qui font si souvent
le désespoir des médecins et des chirurgiens, tel est le
but que nous nous sommes proposés.

Mais avant d'entrer dans notre sujet, nous tenons à
remercier nos Maîtres dans les hôpitaux pour la bien-
veillance qu'ils nous ont toujours témoignée, M. le
Professeur Le Dentu, Pinard et M. Reclus nous ont

initié à la pratique difficile de la chirurgie ; à MM. Martin, Jaccoud, Dieulafoy, Rendu et Gouraut nous sommes redevable de ce que nous savons en médecine. Nous leur adressons donc à tous nos respectueux remerciements.

Nous tenons à assurer ici tout spécialement à M. le Dr Thiéry, chirurgien des hôpitaux, professeur-agrégé à la Faculté, de notre respectueux attachement pour lui. C'est lui qui nous a inspiré le sujet de notre thèse en nous faisant constater l'amélioration très grande apportée dans le traitement des brûlures par l'acide picrique qu'il a été le premier à préconiser et qui lui donne depuis si longtemps d'excellents résultats ; nous avons profité de sa grande expérience sur la question ; il nous a même permis de suivre plusieurs malades à sa consultation de la Pitié, et nous sommes heureux de lui adresser ici l'expression de notre vive reconnaissance.

Nous sommes aussi très reconnaissant à M. René Le Fur, interne des hôpitaux, qui nous a communiqué plusieurs observations et dirigé dans ce travail.

Enfin, que M. le Professeur Berger veuille bien accepter nos respectueux remerciements pour le grand honneur qu'il nous fait en acceptant la présidence de notre thèse.

C'est avec grand dévouement que nous adressons nos remerciements profonds aux autres professeurs dont les cours supérieurs dans les amphithéâtres de l'École et aux Hôpitaux comme MM. Dieulafoy, Hutinel, Richard, Poirier, Thiéry, etc., nous ont été très utiles.

CRITIQUE HISTORIQUE

—

Nous ne nous astreindrons pas dans ce chapitre à mentionner et à étudier les diverses substances qui ont été employées successivement dans le traitement des brûlures ; outre qu'une pareille énumération serait fastidieuse, elle serait totalement inutile au point de vue qui nous occupe.

Mais nous allons examiner les diverses conceptions qui ont présidé à l'établissement de ces multiples procédés de traitement des brûlures ; en faisant la critique de ces procédés, nous nous rendrons compte des perfectionnements qu'on y a successivement apportés, et nous en retiendrons ce qui a fait leur vogue passagère.

C'est Rentisch, chirurgien de Bristol, qui le premier en 1800, dans un ouvrage sur le traitement des brûlures s'est efforcé, comme il le dit lui-même « de le soustraire à l'empirisme et de le réduire à des lois établies ». Au lieu de saigner et de purger « larga manu » les brûlés comme on le faisait à son époque, il a proposé à la fois un traitement général, reconstituant (quinquina, alcool et laudanum contre la douleur) et un traitement local (applications d'huile de térébenthine chaude après nettoyage de la brûlure).

Depuis, peut-on dire, le traitement général a été presque abandonné sauf dans le cas de brûlures étendues intéressant l'état général, tous les auteurs se sont acharnés à trouver un traitement local qui répondait à leurs conceptions diverses sur la cicatrisation des brûlures, et un nombre incalculable de topiques se sont succédés, tous spécifiques, à en croire du moins leurs auteurs.

Mais on peut faire rentrer tous ces essais de traitement dans cinq grandes classes.

I. — Traitement des Brûlures par l'Occlusion.

II. — Traitement par les Bains et Pansements humides.

III. — Traitement par les Corps Gras.

IV. — Traitement par les Pansements secs.

V. — Traitement antiseptique des brûlures (Mme Nageotte).

I. — Traitement des Brûlures par l'Occlusion.

Tous les auteurs partisans de l'Occlusion, frappés qu'ils étaient de l'influence nocive de l'air extérieur sur la douleur et la suppuration, ont proposé un grand nombre de procédés variés dans leur application mais procédant tous d'un même principe, la protection des surfaces dénudées contre les influences extérieures. C'est ainsi qu'ont été employés successivement les pansements au coton cardé (Anderson-Mondière), aux bandelettes imbriquées (Velpeau), au collodion (Valette), à la gomme arabique (Rhind d'Edimbourg), à la baudruche gommée (Laugier), enfin Chassaignac, Jules Guérin et Alphonse Guérin défendent énergiquement tous les trois le pansement par occlusion, le dernier imaginant le pansement ouaté qui porte son nom.

On se rappelle la fameuse discussion entre Jules Guérin et Malgaigne à propos de l'infection des plaies par les germes atmosphériques. Pour Guérin en effet le grand danger vient de l'air et son principal objectif est de se mettre à l'abri de son contact ; « dans les cas, dit-il, où le contact de l'air est permanent, où il s'agit de l'air atmosphérique, incessamment en rapport avec la plaie, la suppuration des surfaces exposées est le fait général, et la cicatrisation immédiate, une exception tellement rare que je n'en connais pas d'exemple. » Malgaigne tout en reconnaissant que l'air peut jouer un rôle secondaire dans certaines suppurations proteste avec énergie contre le rôle considérable que veut lui faire jouer Jules Guérin. « Il est vrai, réplique-t-il, il est trop vrai que l'exposition permanente à l'air extérieur est une cause à peu près inévitable de suppuration dans les plaies, mais il n'est pas moins vrai que l'air en lui-même ne joue ici que le moindre rôle, puisqu'en l'insufflant à grands flots sous la peau, la suppuration manque, puisqu'en soustrayant certaines plaies à son action, elles n'en suppurent pas moins. Cet élément inconnu, cette cause cachée de la suppuration, où est-elle ? Jusqu'ici nul n'a su le dire ; mais en appelant tous les chirurgiens à cette grande recherche, il était essentiel, pour éviter des erreurs de route, de dire d'abord où elle n'était pas.

Cet appel de Malgaigne a été entendu, et malgré l'affirmation d'Alphonse Guérin, à savoir que « les miasmes existant dans l'air sont les agents de la production de la maladie et de sa transmission d'un blessé à ses voisins ». Pasteur établit définitivement en 1874 que l'infection des plaies est due bien plus à la malpropreté des instruments et des mains des opérateurs, qu'à la transmission par l'air de germes infectueux. Enfin Schwartz, en 1877 attirant l'attention sur un pansement peu employé en France, affirme la nécessité « de laisser certaines plaies accomplir à l'air libre leur évolution naturelle vers la réparation ».

Ce long historique à propos des pansements par occlusion était nécessaire pour pouvoir juger cette méthode qui compte encore de nombreux défenseurs ; elle a pu constituer un progrès à un moment donné ; mais nous affirmons, et tous ceux qui se sont occupés de brûlures seront de notre avis, qu'elle donne souvent des résultats désastreux, elle n'a qu'un avantage, celui de supprimer la douleur ; mais tout pansement, nous le verrons, procure cet avantage, et encore faut-il que le pansement

occlusif soit assez souvent changé, sans quoi le pus
s'accumulant sous le pansement, finit par irriter la plaie,
causer de la douleur et retarder d'autant la cicatrisation,
par suite de la macération des tissus.

En somme nous considérons qu'avec les idées d'anti-
septie régnant actuellement en chirurgie, le principe du
pansement occlusif consacrait une double erreur :
infection des plaies par l'air atmosphérique et rétention
du pus sous un même pansement. Aussi ne souscrivons
nous pas à l'admiration que l'auteur d'une thèse récente,
M. Papazoglou, éprouve pour cette méthode. « Par tous
ces procédés thérapeutiques reposant sur le même principe, dit-il, mettre la plaie à l'abri de l'air et la laisser
ainsi se cicatriser à sa guise, sans qu'aucune action
extérieure nocive vienne troubler l'acte de cicatrisation,
nous assistons à des résultats qui vraiment étaient surprenants. »

II. — *Traitement des Brûlures par les Bains et Pansements humides.*

Pour notre part, nous considérons comme bien supérieure la conception du traitement des brûlures par les
bains et les pansements humides. Macération pour macération, nous préférons encore à celle de pus celle qui
résulte de liquides antiseptiques. Aussi, sommes-nous
d'avis que la balnéation continue d'Hebra constituait en
son temps un véritable progrès, car elle offrait le prin-

cipal avantage **du pansement** occlusif, à savoir la suppression de la **douleur** et elle supprimait son plus grand inconvénient : la **stagnation** du pus. Il est vrai de dire qu'elle n'était pas meilleure **que** la précédente au point de vue de la cicatrisation. Nous **ferons** les mêmes remarques à propos des pansements humides divers qu'on a préconisés dans le traitement des **brûlures** en général : pansement à l'eau sublimée, à l'eau phéniquée, pansement de Lister (Th. de Boyt). Excellents contre la douleur et contre l'infection (surtout lymphangite et périlymphangite), ces pansements sont nuls au point de vue de la cicatrisation. En outre, ils ont le grand inconvénient, surtout chez les enfants, de produire des intoxications souvent dangereuses.

III. — *Traitement des Brûlures par les Corps gras.*

Nous ne pouvons citer tous les corps gras préconisés dans le traitement des brûlures. Rappelons seulement pour mémoire l'huile phéniquée (Chandeze), l'huile d'olives, l'huile de lin, la glycérine (Grégorescu de Bucharest).

Mais nous devons parler plus longuement des trois topiques qui sont encore journellement employés contre les brûlures : le liniment oléo-calcaire, la vaseline pure ou mélangée à une substance antiseptique, la pommade de M. Reclus. Et d'abord nous nous en voudrions de ne pas contribuer, pour notre modeste part, à la démolition

d'une idole, qui après avoir résisté victorieusement a
toutes les attaques, s'effondre fort heureusement à
à l'heure actuelle : nous voulons parler du liniment oléo-
calcaire. Il n'y a pas bien longtemps encore, brûlure et
liniment oléo-calcaire semblaient être les deux termes
obligés d'une même équation ; l'une appelait forcément
l'autre, et l'on aurait cru manquer à un devoir sacré en
n'employant pas en premier lieu ce topique, quitte à le
laisser ensuite de côté quand on en constatait les déplo-
rables effets. Qu'on se décide donc une bonne fois à
abandonner ce malheureux topique, dont l'heure de
succès a été par trop longue. Le traitement des brûlures
aura fait ce jour-là un grand pas.

La saignée et les purgations ont bien eu leur moment
de disgrâce ; le liniment oléo-calcaire aura-t-il enfin le
sien ?

Si le liniment oléo-calcaire constitue au point de vue
brûlures tout l'horizon des pharmaciens, la vaseline
boriquée et les pommades médicamenteuses règnent en
maîtresses incontestées dans la plupart des hôpitaux de
Paris. A quoi tient donc cette vogue ?

Les corps gras, dit-on d'abord, sont suprêmement
analgésiques ; nous avons déjà vu que l'analgésie tenait
beaucoup plus au pansement qu'au topique employé.
D'après M. Reclus, la pommade qu'il recommande est
ainsi composée :

Vaseline,	50 grammes.
Acide borique,	5 grammes.

Antipyrine,   5 grammes.

Iodoforme,   1 gramme.

Elle présente incontestablement sur beaucoup d'autres corps gras l'avantage d'être antiseptique; mais après l'avoir employée souvent, nous devons reconnaître qu'il est difficile de laisser le pansement huit jours en place, comme il est conseillé ; il se produit en effet souvent des décompositions et des fermentations qui gênent même quelquefois considérablement le malade. En outre, et c'est là le principal reproche que nous faisons à tous les corps gras, ils retardent tous la cicatrisation, ils entretiennent la suppuration, amènent des érythèmes et des dermites qui viennent encore compliquer l'état déjà fort précaire de la peau autour du foyer de brûlure.

Aussi, quelle que soit la vaseline employée, boriquée, salolée, iodoformée, salicylée, etc., nous rallions-nous à l'opinion de Mme Nageotte (1), lorsqu'elle affirme que « les brûlures suppurent toujours sous le pansement à la vaseline ; les grandes suppurations ne sont pas rares. Les eschares suppurent sans exception et très longtemps; les brûlures étendues au deuxième degré demandent très généralement plusieurs mois pour guérir, même dans les services les plus minutieusement antiseptiques. »

(1) Mme Nageotte. Traitement antiseptique des brûlures, 1893.

IV. — *Traitement des Brûlures par les Pansements secs.*

Avec les pansements secs, nous entrons dans la phase véritablement rationnelle du traitement des brûlures.

Sans vouloir citer les innombrables substances sèches en poudres qui ont été successivement employées, nous rappellerons deux pansements qui favorisent très heureusement la cicatrisation des brûlures : ce sont le pansement au sous-nitrate de bismuth, de Bordeleben Han, très employé en Allemagne, et le pansement iodoformé, préconisé par Mosetig Moorhof en 1887, et ensuite par Schiff. Ce dernier pansement est analgésique, favorise la cicatrisation. Le plus grand reproche qu'on puisse lui faire, c'est d'être toxique, surtout chez les enfants et lorsqu'il s'agit de brûlures étendues, aussi doit-on souvent l'abandonner.

V. — *Traitement antiseptique des Brûlures.* *Mme Nageotte.*

On peut dire que le progrès réalisé par Mme Nageotte dans le traitement des brûlures a été considérable.

S'inspirant des idées chirurgicales actuelles, elle propose de traiter toute brûlure avec une antisepsie aussi minutieuse que s'il s'agissait d'une opération grave ; pour elle, la suppuration qui était une des phases normales et constantes de l'évolution des brûlures anciennes, est facilement évitée si l'on obtient l'asepsie de la brû-lure.

Voici comment l'on peut résumer sa méthode :

1º Employer le chloroforme, pour obtenir une anti-sepsie rigoureuse et non douloureuse, surtout chez les enfants et les personnes nerveuses.

2º Commencer par savonner la plaie, brosser au besoin, désinfecter en un mot soigneusement.

3º Enlever les phlyctènes rompues et conserver celles qui sont intactes.

4º Appliquer un pansement sec après avoir badigeonné la plaie avec un topique quelconque.

Les nombreuses et très intéressantes observations que Mme Nageotte, rapporte dans sa thèse, avec guérison en dix, quinze, vingt jours de brûlures au deuxième et troisième degré, montre la grande supériorité de sa méthode. Cependant, après avoir lu très attentivement, cette thèse, et contrôlé par nous même les indications qu'elle contient, nous devons avouer que nous nous en séparons en certains points, au point de vue théorique d'abord, au point de vue technique ensuite. Nous croyons d'abord que Mme Nageotte accorde une impor-tance peut-être trop considérable à l'antisepsie pré-ventive, et certainement trop peu d'importance à la question du topique. « Quant aux topiques proprement dits, écrit-elle, quant au choix à faire entre le panse-ment humide, gras, sous crustacé, ouaté ou vernis, et entre la multitude des substances antiseptiques, il faut bien savoir que le résultat définitif en dépend relativement peu. Par tous les moyens on peut arriver à obtenir la guérison des brûlures sans suppuration, et c'est là le but principal ».

Sans suppuration, peut-être : mais que nous fait d'avoir une brûlure qui ne suppure pas si elle ne se cicatrise pas ? Ce sont-là, en effet deux notions fondamentales et absolument différentes, l'asepsie et la cicatrisation des brûlures.

Nous avons déjà montré que bien des substances, notamment les pansements humides, permettaient d'obtenir la désinfection d'une brûlure, tandis qu'ils retardaient au contraire la cicatrisation.

Nous devons à la vérité de reconnaitre que Mme Nageotte, semble revenir quelques pages plus loin sur ce qu'elle vient d'affirmer, quand elle écrit : « Je ne veux pas dire en effet que la question des topiques soit *tout à fait négligeable* ; lorsque l'asepsie pure et simple n'est pas applicable, soit à cause de l'état de la brûlure, soit à cause de l'impossibilité matérielle, il n'est pas indifférent de laisser au contact de l'épithélium ou du derme telle ou telle substance ; les topiques ont en effet une action locale sur la cicatrisation et l'épidermisation. »

Et plus loin : « C'est le pansement sec qui est le plus favorable à la cicatrisation des brûlures... Le thyol et l'ichtyol donnent de très beaux résultats et leur influence sur la kératinisation est très nette ». Nous verrons en effet tout à l'heure que le thyol et l'ichtyol sont deux substances kératogènes et par là même excellentes, à notre point de vue. Mais nous retenons de ces différentes citations que pour Mme Nageotte, l'asepsie est tout ou presque tout dans le pansement des brûlures et le topique au contraire très accessoire, c'est ainsi d'ailleurs qu'elle se résume : « Donc je ne propose aucune substance spéciale pour le traitement des brûlures. » Tel n'est pas notre avis; nous serions plutôt disposés à accorder plus d'importance au topique qu'à l'antisepsie de la brûlure, en ce sens que pour nous les substances amenant le plus rapidement la guérison des brûlures agissent beaucoup plus comme épidermisantes que comme antiseptiques.

Il est vrai que nous différons aussi au point de vue de la technique du traitement des brûlures, comme on le verra tout à l'heure ; nous sommes préoccupés avant tout de la conservation de l'épiderme, dans quelqu'état qu'il soit : Mme Nageotte poursuit surtout sa désinfection par tous les moyens, au risque même de le déchirer ou de l'enlever ; voilà, je crois, ce qui nous sépare dans la pratique comme dans la théorie. D'ailleurs la méthode que nous préconisons est infiniment plus simple que celle de Mme Nageotte et ce n'est pas là son moindre avantage, sans parler des dangers du chloroforme qu'on ne peut vraiment toujours imposer pour une simple brûlure, comment pouvoir obtenir en ville et surtout à la campagne ce qu'on obtient déjà si difficilement à l'hôpital, où l'on a pourtant tout sous la main (liquides antiseptiques, objets de pansement, instruments, aides éclairés, nous avons souvent vu échouer le traitement antiseptique d'une brûlure, faite dans les meilleurs conditions et par des gens très expérimentés. En fait, le traitement en ville d'une brûlure même légère, telle que le préconise Mme Nageotte, nécessite au moins deux médecins (l'un pour le chloroforme, l'autre pour le nettoyage antiseptique de la brûlure), consacrant une heure à cette opération. Or, peu nombreux sont les médecins véritablement occupés qui peuvent consacrer une heure à une brûlure même légère. En tout cas, à la campagne, dans les usines où les brûlures sont si fréquentes, la chloroformisation sera d'ordinaire impossible ; le matériel antiseptique nécessaire à une désinfection rigoureuse faisant absolument défaut, il faudra se tirer d'affaire comme on pourra, c'est pourquoi nous voudrions voir employer partout une susbstance qu'on peut se procurer très facilement, d'un prix infime, d'un emploi excessivement simple, d'une action réellement efficace, c'est l'acide picrique.

L'histoire de l'acide picrique n'est plus à faire, M. Thiéry, professeur agrégé à la Faculté de Médecine, a inspiré un certain nombre de thèses sur ce procédé de « *Traitement des Brûlures par l'acide picrique* », qui lui appartient en propre ; depuis dix ans, il l'emploie systématiquement dans différents services des hôpitaux de Paris et il en a toujours retiré de très bons résultats ;

notre expérience est moins vieille; mais après l'avoir souvent employé nous aussi et après avoir suivi d'une manière très consciencieuse les malades traités par ce procédé, nous avons apporté certaines modifications à la technique du pansement à l'acide picrique; au lieu de nous servir de la solution aqueuse ordinairement employée, nous avons obtenu d'excellents résultats de l'éther picriqué, dont nous étudierons tout spécialement le mode d'emploi.

Nous avons consulté avec grand intérêt et bénéfice les thèses de Vaugrente (1), de Filleul (2), de Papazoglou (3), et surtout l'excellente revue générale publiée par M. Thiéry dans la *Gazette des Hôpitaux* (4), c'est un résumé de tout ce qui a paru sur l'acide picrique (5).

Sur quelques points cependant, nous nous séparons de ces précédents auteurs ; mais avant de nous expliquer là-dessus nous tenons à dire quelques mots de la méthode kératoplastique en général, de l'acide picrique considéré comme agent kératoplastique ; ces notions nous aideront à faire comprendre la troisième partie de notre travail qui sera réservée à la technique des pansements picriqués en général et particulièrement du pansement à l'éther picriqué.

(1) Vaugrente. — Th. de Paris. — Essai de traitement des ulcères de Sambe (1894).

(2) Filleul. — Th. de Paris. — Traitement des Brûlures superficielles par la solution saturée d'acide picrique (1894).

(3) Papazoglou. — Th. de Paris. — Contribution au traitement des Brûlures par l'acide picrique (1896.)

(4) Thiéry. — Des applications de l'acide picrique au traitement des brûlures (*Gazette des Hôpitaux*, 18 janvier 1896).

(5) Au moment de mettre sous presse nous avons eu l'occasion de consulter une nouvelle Thèse sur l'emploi de l'acide picrique et thérapeutique par M. Debacq.

DE LA MÉTHODE KÉRATOPLASTIQUE EN GÉNÉRAL

ET DE QUELQUES SUBSTANCES KÉRATOPLASTIQUES EN PARTICULIER

Cette méthode n'est véritablement entrée dans la voie scientifique que dans ces dernières années, jusqu'alors, très préoccupés par les idées nouvelles d'antisepsie, les auteurs n'accordaient pas l'importance qu'elle méritait à l'épidermisation.

L'antisepsie d'une plaie ou d'une brûlure en général étant faite, reste à savoir quel procédé permettra d'en obtenir le plus rapidement possible la cicatrisation. Ce sont les dermatologistes qui se sont le plus occupés de cette question, et parmi eux, Unna a laissé sur ce sujet des travaux remarquables, pleins de justesse et d'observation vraie : « La cicatrisation convenable des plaies cutanées dépend du rapport qui s'établit dans la formation des feuillets ectodermiques ; des bourgeons charnus irréprochables peuvent rester longtemps sans s'épidermiser, ce qui se voit souvent sous nos pansements antiseptiques. Les deux feuillets ne peuvent réagir de la même façon vis-à-vis des substances chimiques et des méthodes de pansement. En effet les principaux moyens de l'antisepsie moderne n'agissent que sur les granulations des plaies. » « Ne sont-ce pas là les idées que nous soutenons ? » Et plus loin, comparant entre elles différentes substances au point de vue de l'épidermisation, il ajoute : « Le phénol, l'acide salicylique, le sublimé un peu concentrés sont directement kératolytiques, détruisent l'épiderme, empêchent la kératinisation.

La kératinisation se fait malgré les antiseptiques ; mais elle n'est pas favorisée par eux ; le thymol, le chlore, le brome, le péroxyde d'hydrogène, l'acide acétique, le permanganate de potasse agissent de même.

Au contraire l'iodoforme et l'acide borique n'empêchent pas l'épidermisation sans la favoriser. La majorité des antiseptiques sont des oxydants, des ozonides, en même temps des substances qui activent le bourgeonnement. Peu de substances réductrices peuvent être utilisées en médecine ; tel est l'acide pyrogallique substance éminemment réductrice et kératoplastique.

Toute pommade au soufre est une réserve d'hydrogène sulfuré autre corps réducteur. Une pommade à 10 % de soufre donne des résultats surprenants, remet les bourgeons exubérants à niveau et provoque l'épidermisation. L'ichtyol a la même action éminemment kératoplastique. Le sucre est réducteur au contact des liquides alcalins de l'économie. Le baume du Pérou et le styrax composés d'huiles incomplètement résinifiées continuent à s'oxyder et sont réducteurs dans la même mesure, d'où leur action si anciennement vantée.

L'huile de lin est à ce point de vue infiniment supérieure à l'huile d'olive. Il ne faudrait pas croire que l'épidermisation et la kératoplastie soient uniquement un processus de réduction, la déshydratation y joue un rôle considérable d'où l'action des poudres, du nitrate d'argent.

La compression est kératoplastique en diminuant l'afflux des liquides dans les parties superficielles. Il ne faut d'ailleurs pas confondre la dermatoplastie et la kératoplastie. Il n'est point probable que les jeunes cellules épithéliales puissent se passer d'oxygène pour leur croissance et leur multiplication plutôt que les cellules du derme conjonctif. Les conditions pour la prolifération des deux espèces de cellules seront très analogues, mais la croissance de ces cellules ne termine pas le processus curatif des plaies ; la fin n'est atteinte que par la formation de la couche cornée, c'est ce dernier processus qui est sous la dépendance de la déshydratation et de la réduction. »

Telle est cette page écrite véritablement de main de maître où se trouvent formulés et résumés d'une façon précise les principes de la kératogenèse et de la kératoplastie.

Vaugrente, dans sa thèse déjà citée, et M. Thiéry dans la revue générale qu'il a publiée dans la Gazette des Hôpitaux sur les applications de l'acide picrique dans le traitement des brûlures, ont repris et approfondi la question.

Vaugrente divise les procédés de kératoplastie en trois grandes classes.

I. — *Kératoplastie par les topiques.*

Parmi ces topiques les meilleurs sont l'acide pyrogallique, l'acide picrique, et sans doute tous les tannates et gallates. On connaît l'habitude conservée encore dans le peuple d'appliquer sur une brûlure qui vient de se produire des tranches de pommes de terre crue.

Elles agissent incontestablement par les tannates qu'elles contiennent.

Un grand nombre de substances réductrices et kératoplastiques semblables pourraient sans doute être employées au même titre mais il faudrait les essayer. Le meilleur de tous ces topiques est sans contredit l'acide picrique qui a des . propriétés kératoplastiques remarquables, prouvées par l'expérience, c'est celui que nous recommandons.

En Allemagne, le thyol et l'ichtyol jouissent à ce point de vue d'une très grande vogue. On connaît les travaux de Bidder (de Berlin) sur le thyol qu'il préconise beaucoup dans le traitement des brûlures.

« Le thyol calme dit-il, très rapidement les douleurs et fait disparaître l'hyperhémie de la peau.

Le contenu des phlyctènes est en partie résorbé

une autre partie se dessèche sous forme d'une croûte ambrée, semi-transparente, qui se laisse facilement détacher et découvre une peau déjà complètement saine, lorsqu'au bout de huit jours, on enlève le pansement. »

D'après Leistichon (de Hambourg) l'ichtyol serait au contraire préférable « si l'on a eu soin d'ouvrir les phlyctènes, dit-il, la régénération de l'épiderme commence aussitôt sous l'influence de l'ichtyol, en même temps que l'on voit se produire la desquamation ou la chute des eschares qui peuvent exister ».

Mme Nageotte a aussi une grande confiance dans ces deux topiques, mais elle préfère le thyol « parceque, dit-elle, il forme un vernis qui protège parfaitement la brûlure ; en outre il a l'avantage de causer une douleur très faible et de très courte durée tandis que l'ichtyol provoque une cuisson insupportable quoiqu'également passagère ».

A l'inverse de ces substances desséchantes, les pansements humides et les pansements gras sont, comme nous l'avons déjà dit, kératolitiques, c'est-à-dire destructeurs d'épiderme par macération.

II. — *Kératoplastie par la chaleur et la lumière.*

Dans cette seconde classe, rentrent les procédés physiques. On peut employer soit la chaleur rayonnante émanant d'un fourneau ou d'un réchaud, soit l'insolation locale par exposition de la plaie aux rayons d'un soleil ardent.

L'influence de la lumière sur la cicatrisation a été prouvée par les recherches de Hamnes de Stuttgard (1), puis par Arning et enfin par Thiéry qui a fait construire des fours spéciaux destinés à renfermer les membres atteint de plaies dont on voulait hâter la cicatrisation. Il est certain que là s'ouvre une voie de recherches excessivement intéressantes pour qui voudrait les entreprendre.

Nous sommes grands partisans de l'influence bienfaisante de l'air sur l'épidermisation des plaies d'une manière générale, et nous indiquerons plus loin les conséquences que nous en avons tirées au point de vue du traitement des brûlures.

III. — *Kératoplastie par la ventilation.*

Voici encore un autre agent physique dont on pourrait retirer, nous en sommes persuadé, des effets considérables. Nous en avons la meilleure preuve dans le hâle des matelots et des personnes exposées à l'air, qui pigmente et épaissit la peau.

La ventilation peut être réalisée soit par l'exposition aux courants d'air, soit au moyen de soufflets spéciaux.

______

(1) Hamnes. — Communication au deuxième Congrès de la Société allemande de Dermatologie, Leipzig 91.

Il resterait à inventer un instrument spécial et pratique, destiné à souffler sur les plaies de l'*air stérilisé*, de manière à éviter toute infection.

En somme tous ces procédés, quels qu'ils soient, recherchent la formation d'un nouvel épiderme sur une surface dénudée qui en manque. Mais, comme le fait bien remarquer M. Thiéry, lorsqu'une plaie est complètement dépourvue d'épiderme, la kératoplastie ne saurait être de mise; il faut alors avoir recours à l'épidermogenèse ou création d'un nouvel épiderme, de telle sorte que l'étude de l'épidermisation comprend, pour M. Thiéry, plusieurs parties :

1° *L'épidermoplastie,* qui augmente les couches d'un épiderme préexistant;

2° *La kératogenèse et la kératinisation,* qui transforment les éléments jeunes épidermiques en substance cornée;

3° *La kératoplastie,* qui accumule les couches de substance cornée, consolide la cicatrice et favorise l'accolement de la couche cornée aux corps muqueux de Malpighi.

Nous croyons qu'entre ces différentes dénominations existe un peu de confusion et qu'elles ne répondent pas absolument à l'étymologie. Pour nous, l'épidermisation, mot général, comprend deux processus bien différents :

1° *La création* d'épiderme sur une surface où il n'en existait pas, c'est ce qu'il faudrait appeler *épidermogenèse;* le dernier terme de ce processus étant la *kératogenèse;*

2° *La prolifération* d'épiderme autour d'un ilot préexistant, c'est l'*épidermoplastie* ou *kératoplastie*.

Ces **deux** groupes de dénominations, *épidermogenèse et kératogenèse, épidermoplastie et kératoplastie,* nous les considérons comme synonymes, bien qu'on puisse à la rigueur nous objecter que la kératogenèse et la kératoplastie doivent s'appliquer seulement au développement de la couche cornée de l'épiderme, tandis que l'épidermogenèse et l'épidermo-plastie comprennent toute l'épidermisation ; mais nous ferons remarquer qu'on ne **peut** isoler ainsi et considérer à part les cellules cornées qui ne sont que la dernière transformation des cellules épidermiques.

Si nous avons tant insisté sur cette question de dénomination, c'est qu'elle est capitale à notre point de vue. Les substances qui sont en effet kératoplastiques ou épidermoplastiques, ne sont pas toujours épidermogènes ou kératogènes, et inversement ; il fallait donc qu'il n'y eût pas d'erreur possible sur la signification de ces mots.

Nous nous séparons en effet légèrement de M. Thiéry sur l'appréciation des substances épidermogènes et épidermoplastiques.

Pour nous, les procédés vraiment épidermogènes sont ceux qui déposent sur une surface dénudée et complètement privée d'épiderme un ilot épidermique qui deviendra ensuite un point d'appel pour les substances épidermoplastiques ou kératoplastiques. Telle est l'application de greffes épidermiques, de pellicules d'œuf ou même de membranes inertes qui peuvent faire corps à un moment donné avec le derme sous-jacent. Tels sont, parmi les topiques, l'emplâtre de vigo, l'iodoforme, le sous-nitrate de bismuth, le nitrate d'argent. Au contraire, l'acide pyrogallique, l'acide picrique, le thyol, l'ichtyol sont des kératoplastiques.

La meilleure preuve en est dans l'aspect de la plaie ou de la brûlure, après l'application des pansements kératogènes et kératoplastiques ; dans le premier cas, la création d'épiderme a lieu bien plus au centre qu'à la périphérie, il n'y a pas formation abondante de couches cornées formant une véritable carapace, dans le second cas au contraire l'accumulation des couches épidermiques à le périphérie, l'absence d'ilots épidermiques au centre sont caractéristiques. Il faut éviter dans cette appréciation une erreur fréquente. Quand on emploie par exemple le pansement à l'acide picrique qui est une substance kératoplastique, on voit souvent cependant des îlots épidermiques se former au centre de la surface dénudée de la brûlure, et gagner la périphérie par des bandes d'épiderme augmentant d'étendue : il ne faudrait pas croire alors que l'acide picrique a créé un lit épidermique ; il s'est simplement emparé d'une parcelle épidermique qu'avait respectée la brûlure et en a fait un point d'appel pour la ci atrisation.

Nous montrerons plus tard combien en pratique cette distinction entre substances kératogènes et kératoplas-

tiques prend de l'importance, c'est elle qui nous permettra souvent de ne pas éterniser le traitement d'une
brûlure, en employant un procédé kératogène capable
de créer le point d'appel épidermique nécessaire à la
cicatrisation.

DE QUELQUES SUBSTANCES KÉRATOPLASTIQUES

ET DE L'ACIDE PICRIQUE EN PARTICULIER

Nous avons tout à l'heure, en indiquant la distinction existant entre substances kératogènes et kératoplastiques, cité un certain nombre de topiques appartenant à l'une ou à l'autre de ces catégories. Nous ne nous occuperons pas pour le moment des procédés de kératogenèse, ce sont pour la plupart des procédés chirurgicaux, comme l'application des greffes épidermiques, quant aux topiques kératogènes nous nous contenterons d'indiquer plus tard, au moment où nous ferons la technique, les circonstances ou l'on doit les employer. Nous voudrions au contraire dans ce chapitre, insister un peu spécialement sur les substances kératoplastiques, sur leur mode d'action, sur leurs indications. Il doit exister certainement un très grand nombre de substances kératoplastiques; mais nous ne parlerons ici que de celles que nous avons employées et dont nous pouvons par conséquent apprécier la valeur.

3 D.

Les premières dont nous nous sommes servi sont le thyol et l'ichtyol, et nous ferons d'ailleurs une grande différence entre ces deux topiques.

Le thyol est certainement bien préférable, il amène beaucoup plus rapidement et beaucoup plus complètement la dessication des surfaces sur lesquelles on l'applique, l'ichtyol contient d'ailleurs des substances grasses qui nuisent à la cicatrisation.

Le thyol, peut-être employé sous deux formes, le thyol sec qu'on associe alors ordinairement à une poudre comme le talc, l'oxyde de zinc, le sous nitrate de bismuth, ou le thyol liquide qui est une solution aqueuse de thyol sec à 40 % environ. Ce thyol liquide forme sur la peau un vernis qui protège la brûlure, et l'épiderme se forme facilement sous ce vernis ; mais il est très mince et un peu humide, et se déchire très facilement, le thyol liquide n'amène pas une dessication assez complète des tissus ; aussi certains auteurs lui préfèrent-ils le thyol sec. C'est donc un kératoplastique meilleur que l'ichtyol mais encore insuffisant.

Nous pourrions faire le même reproche au stérésol il fournit un vernis par trop peu résistant qui se fendille sous l'action des liquides secrétés par la surface dénudée, de telle sorte que le pansement adhère à la plaie, ce qui est une très mauvaise condition pour l'épidermisation. Ces reproches que nous venons de faire là, ne sont fondés que dans le cas de brûlures avec arrachement de l'épiderme ; toutes les fois au contraire que l'épiderme est intact, le vernis formé par les subtances précédentes à la surface de la peau, n'étant pas humidifié et détruit, la cicatrisation se fait très activement sous cet enduit protecteur.

L'acide pyrogallique est incontestablement un bien meilleur kératoplastique que les topiques précédents, les travaux de certains dermatologistes en témoignent ; mais ne l'ayant vu employer qu'une fois, nous ne pouvons avoir d'avis autorisé à son sujet. Enfin dans ces derniers temps, certains auteurs ont préconisé l'aristol, le salophène, le traumatol, etc.

Seul, l'acide picrique, parmi tous les kératoplastiques employés jusqu'à ce jour, semble remplir à notre avis, toutes les conditions favorables à l'épidermisation.

Et cela pour une double raison ; l'acide picrique provoque incontestablement une prolifération épidermique très marquée ; c'est un véritable kératoplastique, au sens exact du mot ; on s'en sert pour fixer et durcir les pièces histologiques appliqué sur un épiderme sain, il produit un épaississement de toutes les couches de l'épiderme, et notamment de la couche' cornée ; on connait son influence sur la croissance et le développement des ongles qui appartiennent comme l'épiderme au revêtement ectodermique ; mais c'est surtout dans les cas de brûlures que son action kératoplastique est manifeste ; on peut d'ailleurs étudier cette action sur les surfaces de la brûlure recouvertes encore de leur épiderme ou complètement dénudées.

Dans le premier cas, pour peu que les phlyctènes aient été percées ou se soient affaissées, on voit les couches de l'épiderme soulevées auparavant par la sérosité s'épaissir sous l'influence de l'acide picrique, former même de véritables croûtes, une vraie carapace sous sous laquelle évoluera rapidement le nouvel épiderme. Sur les surfaces dénudées, et complètement privées d'épiderme, l'acide picrique produit encore un léger recouvrement qui forme pour ainsi dire enduit. Cette réaction est surtout nette avec l'éther picriqué, comme nous le dirons plus tard. Par quoi est formé cet enduit ? Pas par l'épiderme évidemment, puisqu'il manque complètement à ce niveau.

Selon toute vraisemblance, nous croyons qu'il est dû à la précipitation par l'acide picrique de toutes les substances albuminoïdes recouvrant la plaie. On sait qu'une surface brûlée, dénudée, secrète pendant longtemps une sérosité spéciale, bien après la formation et le déchirement des phlyctènes qui ne sont elles-mêmes dûes qu'à la fonte du corps muqueux de Malpighi. Eh bien ! l'acide picrique fixe cette sérosité, précipite tous les albuminoïdes, et donne ainsi naissance à un enduit protecteur qui protégera la surface à vif contre l'air extérieur et favorisera la régénération de l'épiderme.

Cette précipitation des albuminoïdes est beaucoup plus nette encore lorsqu'on se sert de l'éther picriqué au lieu de la solution aqueuse d'acide picrique ; on voit en effet se former sur la surface brûlée une couche protec-

trice beaucoup plus considérable ; ceci est dû à ce que
l'éther ajoute son action propre à celle de l'acide picrique,
il est facile de s'en convaincre en employant de l'éther
sulfurique ordinaire sur une brûlure dénudée ; l'évapo-
ration rapide du liquide dessèche la surface en question
et produit à son niveau un enduit blanchâtre.

L'ACIDE PICRIQUE

ET SES DIFFÉRENTS MODES D'APPLICATION DANS LE TRAITEMENT DES BRULURES.

L'étude de l'acide picrique au point de vue chimique a été très bien faite dans la thèse de Filleul ; aussi ne la recommencerons nous pas. Nous indiquerons seulement certaines solutions nouvelles de cette substance dont la thérapeutique des brúlures a tout lieu, croyons-nous de bénéficier. L'acide picrique n'est pas seulement soluble dans l'eau, où il l'est en petite quantité, d'ailleurs ; il est beaucoup plus soluble dans l'alcool, l'éther, la benzine, le pétrole, le chloroforme, l'alcool amylique.

La solution aqueuse d'acide picrique est une solution à 12 pour 1,000 environ, 1/100 approximativement telles sont les proportions données par Filleul et M. Thiéry. Pour Papazoglou, elle serait un peu moins concentrée 1/200. Exactement, d'après Gautier, Berthelot, Wurtz, l'acide picrique serait soluble dans 86 parties d'eau à 15°. Quoiqu'il en soit c'est une solution d'un beau jaune clair qui colore la peau d'une façon considérable,

La solution d'acide picrique dans l'éther sulfurique ordinaire, que nous nommons éther picriqué est beaucoup plus concentrée, l'acide picrique est en effet soluble au 1/20 dans l'éther, cet éther picriqué est beaucoup moins coloré que l'eau picriquée et cependant il possède un pouvoir colorant beaucoup plus considérable. Car l'éther s'évaporant laisse sur l'épiderme l'acide picrique en fine poussière.

Nous avons une grande habitude de l'eau et de l'éther picriqués; nous préférons d'ailleurs de beaucoup ce dernier; nous le croyons beaucoup plus kératoplastique pour les raisons que nous avons données tout à l'heure et nous verrons bientôt qu'il permet de réaliser le type du pansement sec, qui pour nous est le pansement idéal dans le traitement des brûlures.

Nous ne parlerons pas longuement de l'alcool picriqué, qui est une solution encore beaucoup plus concentrée que les précédentes (1/10); nous l'avons vu employer dans quelques cas où il a donné de très bons résultats, et nous croyons qu'il peut être appelé à remplacer dans certaines circonstances l'eau et l'éther picriqués, notamment dans les cas où l'on a intérêt à agir vite et avec intensité.

Les solutions dans la benzine, dans le pétrole, dans le chloroforme doivent encore être excellentes; nous n'avons pas d'expérience personnelle à ce sujet, mais étant donné que le pétrole a été longtemps préconisé dans le traitement des brûlures, nous pensons que son association avec l'acide picrique fournirait de bons résultats; il est vrai que ce pansement aurait l'inconvénient d'être gras, et comme nous l'avons dit, nous nous défions avec raison de tout pansement gras ; au contraire, cet inconvénient serait évité avec la solution picriquée de chloroforme.

En dehors de ces solutions picriquées, l'acide picrique peut être employé en poudre; il se présente sous l'aspect de fins cristaux d'un beau jaune doré; sous cette forme, il a l'avantage de réaliser le pansement sec, mais nous nous en défions au point de vue de l'intoxication, à cause de la quantité considérable qu'on est obligé d'employer dans les brûlures étendues. Il pénètre d'ailleurs moins activement la peau sous cette forme qu'en solution dans l'éther.

Certains auteurs ont aussi conseillé l'ouate picriquée, mais elle a le grand inconvénient d'adhérer aux surfaces dénudées.

Tels sont les divers modes d'application de l'acide picrique. Tous produisent plus ou moins le même résultat, qui est l'absorption et la coloration en jaune de l'épiderme par l'acide picrique; en applications plus intenses et très prolongées, la matière colorante passe dans le sang et peut donner naissance à une coloration jaune des conjonctives; on le retrouve aussi dans les urines, où on peut le rechercher par le même procédé que celui qu'on emploie dans le commerce pour déceler l'acide picrique dans la bière.

Contrairement aux matières colorantes de la bile **dans** l'ictère, l'acide picrique ne colore que les parties superficielles de la peau, l'épiderme seulement.

On plonge un petit mouchet de laine dans le liquide ; il se teint en jaune s'il y a de l'acide picrique (1).

----

(1) Langlois. — Précis d'hygiène publique et privée, 1896, p. 239.

INCONVÉNIENTS ET TOXICITÉ

DE L'ACIDE PICRIQUE

Nous voici arrivés à un point intéressant de notre travail, intéressant parce qu'il est très discuté et que l'accord ne semble pas encore être fait là-dessus. Il s'agit des inconvénients et de la toxicité de l'acide picrique.

L'emploi de l'acide picrique offre-t-il des inconvénients sérieux qui doivent le faire rejeter systématiquement dans le traitement des brûlures ou tout au moins limiter ses indications? Voyons ce qu'ont écrit les auteurs sur ce point et nous donnerons ensuite notre opinion personnelle.

M. le Dr Thiéry, un des premiers, dans ses articles de la *Gazette des Hôpitaux*, s'est efforcé de lutter énergiquement contre la tendance qui existait dans le monde médical et extra-médical à voir dans l'acide picrique un médicament dangereux ; tout en rapportant un ou deux cas d'intoxication par la poudre picriquée, il affirmait la rareté très grande des accidents toxiques produits par le pansement à l'eau picriquée ; cette affirmation avait de la valeur, étant donnée l'expérience que cet auteur possédait du médicament et le nombre considérable de malades traités par sa méthode dans les différents services et consultations où il avait passé, sans qu'on ait jamais observé le moindre accident.

Depuis, un certain nombre d'auteurs se sont élevés contre l'emploi de ce topique, l'accusant de toutes sortes de méfaits. Il est intéressant, à ce point de vue, de lire les discussions qui ont eu lieu sur ce sujet à la Société de Dermatologie en juin 1897 et surtout à la Société de Chirurgie en janvier 1898. Le débat, porté successivement devant ces deux Sociétés, a éclairé certains points et a permis aux partisans et aux adversaires de l'acide picrique de faire valoir leurs arguments.

Deux sortes d'accidents ont surtout été reprochés à l'acide picrique, les érythèmes et les intoxications. Nous n'insisterons pas beaucoup sur les premiers ; ils ont été notés dans certains cas par MM. Tuffier, Hartmann, Darier, c'est ce qui a fait dire à ce dernier dans la séance de la Société de Dermalogie à laquelle nous faisions allusion : « J'ai employé l'acide picrique avec avantage dans le traitement de l'eczéma, et malheureusement dans un certain cas, j'ai eu des poussées d'eczématisation qui ne me permettent pas de recommander son emploi.

Mais nous ferons remarquer que ces érythèmes ont été observés à la suite de pansements défectueux tels que la poudre d'acide picrique, la vaseline picriquée que nous déconseillons vivement. Puis, si l'acide picrique a provoqué parfois de rares et légers érythèmes, les cas ne sont-ils pas beaucoup plus fréquents où des érythèmes produits par d'autres pansements, dans le cas de brûlures, sont rapidement améliorés et guéris par l'acide picrique.

Bien souvent, nous en avons été témoins, et M. Gaucher a eu à se louer de l'acide picrique dans de nombreuses affections cutanées.

Plus intéressants sont les accidents d'intoxication; s'ils existent réellement, il est incontestable que l'on ne devra employer l'acide picrique qu'avec prudence et en le surveillant de près.

Voyons les diverses opinions des auteurs à ce sujet.

M. le D₹ Thiéry affirme que l'acide picrique est très peu toxique, « la falsification courante des bières par ce corps, dit-il, son administration à l'intérieur à la dose de 0 gr. 10 le démontrent. Tout au plus constate-t-on une teinte jaune qui rappelle celle de l'ictère, mais le malade n'en est nullement incommodé, et cela même prouve la tolérance de l'organisme pour cet agent médicamenteux. L'appétit est bon, il ne survient pas de troubles fonctionnels, il y a *imprégnation* et non intoxication, états qu'il ne faut pas confondre. En chirurgie, il en est de même; j'ai eu l'occasion d'appliquer des pansements picriques humides sur de larges surfaces dénudées représentant plus de la moitié de la surface totale du corps, et je n'ai jamais constaté aucun accident

d'intoxication, malgré la coloration jaune de la conjonctive. En résumé, de quelque façon que j'envisage la
question, que l'acide picrique soit appliqué sur des brûlures en solution saturée, sur des plaies à l'état de
poudre, et même à l'intérieur à la dose de 0 gr. 10, ce
qui représente un volume de solution très notable, j'en
arrive à cette conclusion que son emploi comme topique
en chirurgie est absolument exempt de tout danger.

J'ajouterai que sur près de cent observations recueillies
par mes élèves ou moi, aucun accident d'intoxication n'a
été relevé.

M. le Dr Thiéry soutient donc que les éléments colo-
rants de l'acide picrique peuvent passer dans le sang et
imprégner les tissus, sans que le moindre symptôme
d'intoxication se manifeste. Cela semble tout d'abord
impossible. Tous les pigments que nous connaissons,
lorsqu'ils sont absorbés par le sang, deviennent toxiques
pour l'organisme. Et cependant nous avons en effet
souvent constaté une coloration jaunâtre des conjonctives à la suite de pansements picriqués, c'est-à-dire une
absorption du médicament, sans le moindre inconvénient
pour le malade.

Les deux observations du Dr Latouche, qui ont été le
point de départ de la discussion de la Société de Chirurgie, sont cependant très catégoriques au point de vue
de l'intoxication et nous tenons à les reproduire, car les
accidents toxiques dûs à l'acide picrique sont décrits tout
au long.

« Le pansement picrique ayant provoqué de violentes douleurs, je me décidai à lui substituer le pansement à la vaseline picriquée à 10 0/0. Chaque enfant reçut 200 grammes environ de cette pommade. L'effet fut déplorable. A peine portés dans leurs lits, ils se mirent à pousser de vrais hurlements et ce n'est qu'au bout de trois heures que les douleurs se calmèrent.

« Vingt-quatre heures après, ils furent pris l'un et l'autre de vomissements d'abord spontanés et à vide, bientôt suivis du rejet de tout ce qui était ingéré. Ces vomissements, qui durèrent exactement vingt-quatre heures, ne s'accompagnèrent d'aucun phénomène douloureux. Les enfants se soulevaient et d'une seule nausée rendaient tout ce qu'ils venaient de prendre. Il y eut environ pour chacun douze de ces vomissements. En même temps, apparurent des coliques accompagnées de selles diarrhéiques très jaunes qui ne cédèrent également qu'après vingt-quatre heures et se répétèrent de douze à quinze fois. La peau prit une coloration jaune intense, ainsi que les sclérotiques.

« Les deux malades étaient absorbés, comme hébétés. L'ainé présenta ces phénomènes cérébraux peu accentués, mais le plus jeune nous inquiéta beaucoup. Il était somnolent, inerte, abattu, ne pouvait soutenir sa tête, répondant à peine, vomissant ou évacuant sans même se soulever et refusant toute nourriture. Les urines étaient absolument noires; toutefois elles ne contenaient pas d'albumine. On a reconnu que la coloration des

urines était due à l'acide picrique; elles en renfermaient
1 gr. 40 par litre. »

La lecture de cette observation amena à la Société
de Chirurgie un débat très intéressant auquel prirent
part MM. Berger, Lucas-Championnière. Tuffier, Brun,
Felizet, Michaut. Reynier. Potherat. Reclus, Hartmann
et Walther. Nous n'en retiendrons que les déclarations
de M. Berger et de M. Brun. M. Berger fait une distinction entre la clientèle de la ville et celle de l'hôpital.

« Depuis longtemps, dit-il. on emploie dans mon service les pansements à l'acide picrique dans le traitement
des brûlures. Dans ma pratique hospitalière, je n'ai pas
eu, je dois le dire, l'occasion de m'en plaindre. Mais les
malades d'hôpital se plaignent peu et un certain nombre
d'accidents peuvent vous échapper. Il n'en est pas de
même dans la pratique de la ville. Là. j'ai eu de tels
accidents que j'ai dû renoncer à l'acide picrique. A deux
reprises, j'ai été rappelé pour des enfants sur lesquels
je l'avais employé.

L'un, après l'application de son pansement se plaignait
de telles douleurs que je dus lui enlever son pansement,
je le remplaçai par un pansement de traumatol dont j'ai
souvent eu l'occasion de me louer et qui calma immédiatement les douleurs. Chez le second, je fus obligé
également de renoncer à l'acide picrique pour de
véritables accidents d'intoxication. Ce sont ces faits qui
m'ont fait abandonner chez l'enfant l'usage de l'acide

picrique qui ne me parait offrir aucun avantage, qui est douloureux et qui peut être dangereux. »

Quant à M. Brun, il est d'avis que chez les enfants en particulier, le pansement picriqué offre de grands dangers ; il a observé un cas d'intoxication à la suite de ce pansement, et des expériences faites avec son interne Desfosses lui ont montré que l'immersion de souris blanches dans une solution picriquée amenait rapidement leur mort.

Certains autres chirurgiens comme MM. Regnier et Michaux qui n'ont pas l'habitude du traitement picriqué, chez les enfants affirment que par contre, chez l'adulte ils en ont obtenu de bons résultats, soit au point de vue du soulagement des douleurs, soit au point de vue de la rapidité de la cicatrisation.

C'est ce qui a fait adopter par la Société de Chirurgie les conclusions déposées par le rapporteur M. Walter.

« De cette discussion, il ressort que chez les enfants, on doit renoncer à l'acide picrique et sur ce point, je me range entièrement à l'avis de M. Berger. Car, ainsi que je l'ai vu moi-même, ainsi que le prouve l'observation de M. Latouche, les enfants supportent mal ce pansement. Chez les adultes, la question en saurait être résolue de pareille façon. S'ils éprouvent, au moment de l'application une vive douleur, ils ne souffrent généralement plus, tant qu'ils ont ce pansement. Mais il faut que ce pansement devienne sec. Si on l'entretient humide avec du taffetas imperméable, on provoque de la douleur et des érythèmes. En tenant compte de ces faits, bien que chez quelques-uns, je le reconnais, l'acide picrique produise des douleurs très vives, je ne pense pas qu'il faille le proscrire chez les adultes ».

Le pansement picriqué doit-il être vraiment proscrit chez les enfants ? Nous ne le pensons pas. Nous avons en effet pratiqué un grand nombre de ces pansements pour des brûlures très étendues à l'hôpital des Enfants-Malades, dans le service de M. de Saint-Germain, sous la direction de M. Le Fur, interne du service ; or nous n'avons jamais vu survenir aucun accident d'intoxication. Peut-être sommes nous tombés sur une série heureuse, nous objectera-t-on ; mais c'est précisément cette absence d'intoxication qui nous a donné grande confiance dans le pansement picriqué, alors que très souvent les pansements humides à l'eau sublimée, employés tout d'abord, et les pansements iodoformés étaient mal supportés chez ces mêmes enfants.

Il n'est pas toujours facile d'ailleurs de dire ce qui revient à la brûlure et au pansement dans les accidents toxiques que l'on peut observer après les brûlures, surtout lorsque ces dernières sont étendues.

Parmi le nombre très grand d'enfants que nous avons vu soigner à l'acide picrique, nous avons constaté trois cas de mort : l'un à la suite de rougeole, l'autre à la suite de broncho-pneumonie. Dans le troisième cas, la brûlure qui intéressait presque la moitié totale de la surface totale du corps avait été recouverte d'un pansement à

4 D.

l'eau picriquée saturée, la mort est survenue à la fin du deuxième jour, sans diarrhée, sans vomissements ; une très légère coloration jaunâtre des conjonctives et des téguments indiquait donc un certain degré d'absorption d'acide picrique mais l'enfant était resté plongé dans un demi coma depuis son accident ; il semble donc que la mort doive être attribuée ici à un état de sidération, de choc, comme on en constate dans les brûlures graves et étendues.

Cette question de la pathogénie de la mort à la suite de brûlures étendues est une des plus intéressantes ; malheureusement elle n'est pas encore complètement élucidée malgré de nombreux travaux qui ont été publiés sur ce sujet. Certains auteurs l'attribuaient à un choc nerveux, d'autres à la perte du reflexe respiratoire d'origine cutanée.

Dans ces derniers temps, on a tendance à admettre que la mort est due à l'empoisonnement de l'organisme par les substances toxiques résorbées au niveau de la brûlure. Pour Konicine (1), il faudrait distinguer deux cas : si la mort arrive peu de temps après la brûlure, elle est due à un choc nerveux ; si elle survient tardivement, après la chute des eschares, elle est due à un intoxication par des ptomaines et leucomaines modifiant rapidement le sang et les tissus.

(1) Arch. de Méd. expérimentale, VI.

— 51 —

Hoch (1), Welte (2), Guichemerre (3), adoptent une opinion semblable.

Pour Keiss (4) et Kijanitzin (5), la mort serait toujours dûe à une résorption de produits toxiques ; qu'elle survienne avant la chute des eschares, alors qu'il n'y a pas encore de suppuration ou après la chute des eschares alors que la suppuration est établie ; pour eux la simple carbonisation des tissus développe un grand nombre de produits toxiques, dont la pyridine ; ces principes injectés à des cobayes, lapins, grenouilles ont très rapidement amené leur mort.

Seydel, Denune (6) et Silbermann (7) insistant sur les lésions des capillaires, des poumons et des reins, sur les thromboses et infarctus de ces organes qui seraient constants dans les brûlures étendues et expliqueraient la mort survenant rapidement à la suite de cyanose, de dyspnée et de prostrations marquées.

Enfin des recherches absolument récentes de Korolenko (8), établissent l'existence de lésions du plescus solaire dans tous les cas de brûlures étendues (œdème et nécrose du protoplasma cellulaire) ; ces lésions du

(1) Wiener, méd. Wochenschrist, n° 17, p. 737, 1893.
(2) Th. Paris, 94.
(3) Th. Lyon, 94.
(4) Arch. fur. Dermat. et Syphiligr. XXV, 1.
(5) Arch. f. Path. Anat. et Phys. XXXI, 3.
(6) Viertelj, f. gerischtl, Méd. I, p. 253, Avril 91.
(7) Arch. f. path. anat. et Phys. Baud. CXIX, Heft 3.
(8) Centrulblatt f. allg. Path. et Path. anat., n° 17. (15 Août 90).

plescus solaire agiraient par influence reflexe sur le cœur et amèneraient la mort rapide.

Cette assez longue digression qui nous a permis d'exposer des recherches toutes nouvelles et fort intéressantes sur la pathogénie de la mort dans les brûlures étendues nous autorise à rapporter à la brûlure et non au pansement employé nombre d'accidents toxiques.

Si nous en voulions des preuves cliniques, nous les trouverions dans les deux observations suivantes :

Chez un malade atteint de brûlures très étendues du tronc et des cuisses, nous avions employé le pansement à l'eau picriquée. A la chute des eschares survinrent des symptômes d'intoxication très nette : vomissements, diarrhée, pouls rapide et dépressible, abattement considérable du malade.

Pensant à une intoxication par l'acide picrique, bien que le malade ne présentât aucune coloration des conjonctives, ni de la peau, nous remplaçâmes le pansement picriqué par le pansement iodoformé, puis à l'eau boriquée et à la gaze stérilisée ; malgré ces changements successifs de pansements, les vomissements continuèrent onze jours ainsi que la diarrhée jusqu'à la mort; ces accidents n'étaient évidemment pas dûs à l'acide picrique, mais à la brûlure elle-même.

Dans un second cas qui nous est très présent à la mémoire, on amène un jour à l'Hôtel-Dieu deux ouvriers tombés dans une grande cuve d'eau bouillante et dont les membres inférieurs présentaient sur toute leur étendue des brûlures profondes au quatrième degré. Les deux malades présentaient donc des lésions à peu près identiques.

Sur l'un deux on employa le pansement à l'eau picriquée saturée ; l'autre fut soigné avec des pansements humides ; le premier mourut le quatrième jour, alors que le second semblait devoir résister à ses lésions ; l'acide picrique était déjà accusé d'avoir favorisé la mort du premier malade quand le lendemain, le second malade mourut aussi, entrainant la conviction que les accidents d'intoxication relevaient bien de la brûlure.

Nous nous rappelons cependant un cas où l'acide picrique semble avoir joué un rôle toxique ; c'était un brûlé présentant des lésions très étendues, soigné dans le service de M. Pierre Delbet à l'hôpital Laënnec, les pansements picriqués amenèrent des vomissements, de la diarrhée, et un mauvais état général ; tous ces accidents disparurent quand on remplaça le pansement picriqué par le pansement iodoformé.

Comment donc conclure ? Bien que n'ayant jamais observé personnellement, même chez les enfants, d'intoxication par l'acide picrique, nous devons tenir compte d'avis aussi autorisés que ceux de MM. Berger, Brun, Walther qui ne conseillent pas l'acide picriqué chez l'enfant parce qu'il est mal supporté ; en tout cas, si l'on se décide à en user parfois chez eux, il faudra toujours se montrer prudent dans son emploi et le surveiller de très près.

Pour les adultes, la grande majorité des auteurs reconnaissent l'innocuité de l'acide picrique ; les faits bien observés laissent à peine subsister quelques cas incontestables d'intoxication chez eux, lorsqu'on fait la part des accidents toxiques dûs à la brûlure. Encore prétendons nous que, même dans ces cas très rares, il y a eu la plupart du temps une faute de technique, l'emploi d'un pansement non approprié. C'est ce qui explique l'importance que nous accordons au chapitre suivant.

INDICATIONS ET TECHNIQUE

DU PANSEMENT PICRIQUÉ EN GÉNÉRAL

On nous pardonnera d'insister longuement sur cette partie de notre sujet. Nous sommes fermement convaincu qu'une bonne technique dans le pansement picriqué, la connaissance des différents pansements à l'acide picrique suivant les variétés de brûlures, supprimeraient à peu près toutes les intoxications et les inconvénients dont on rend le pansement picrique responsable.

Or, si l'on consulte les nombreux travaux ou thèses qui ont été publiés depuis quelque temps sur l'acide picrique, on est frappé de voir combien les auteurs insistent peu sur la partie technique du pansement picriqué.

Filleul, dans son excellente thèse, Papazoglou lui consacrent à peine quelques lignes. Ce défaut de renseignements précis explique sans doute les ennuis survenus à certains praticiens qui ont voulu essayer le traitement des brûlures par l'acide picrique et le jugement sévère qu'ils ont porté peut être un peu hâtivement sur la méthode. C'est pourquoi nous allons étudier minutieusement ici la technique que nous conseillons, parce qu'elle nous a toujours réussi.

Et d'abord établissons sur les indications du pansement picriqué dans le traitement des brûlures. Pour nous, l'acide picrique doit être employé dans tous les cas de brûlures superficielles : nous entendons par là les brûlures au premier, deuxième et troisième degré superficiel, avec légères eschares du derme.

Ces cas sont véritablement le triomphe de la méthode picrique. C'est alors qu'on note des guérisons excessivement rapides en quatre, six et dix jours.

L'étendue de la brûlure n'est nullement une contre-indication à l'emploi de l'acide picrique, puisque les accidents d'intoxication sont très rares, pour ne pas dire nuls avec une bonne technique.

Les deux véritables contre-indications sont, à notre avis, la profondeur et l'ancienneté de la brûlure.

La profondeur d'abord : toute brûlure caractérisée par une eschare profonde du derme, à plus forte raison des tissus sous-jacents, qui doit s'éliminer, entraîner une suppuration plus ou moins prolongée, où la cicatrisation ne peut se faire directement sous l'eschare, ne relève pas immédiatement de l'acide picrique. Il faut en effet dans ce cas attendre d'abord la chûte de l'eschare avant de rien tenter pour obtenir la cicatrisation; or le pansement ordinaire à l'eau picriquée, pansement qui devient rapidement sec, n'est pas favorable à l'élimination des eschares, il la retarde plutôt; au contraire, les pansements humides la favorisent. Et c'est pourquoi le seul pansement picriqué qui soit admissible ici est celui qu'on doit rejeter systématiquement dans tous les autres cas : à savoir le pansement humide; il peut même offrir certains avantages sur les autres pansements humides en activant la prolifération des ilots épidermiques ou dermiques qui auraient pu être épargnés par la brûlure.

L'ancienneté des brûlures, leur suppuration prolongée constituent aussi une contre-indication à l'emploi de l'acide picrique; lorsque le derme est complètement détruit, lorsque la brûlure suppure depuis longtemps, on comprend que l'acide picrique, simple agent kératoplastique, c'est-à-dire proliférateur d'épiderme, et non pas épidermogène, c'est-à-dire formateur d'épiderme, ne soit pas indiqué spécialement. Comme nous l'avons montré déjà, l'acide picrique ne saurait créer de toutes pièces un épiderme sur une surface qui en manque et où le corps muqueux de Malpighi est complètement détruit. Cependant certains auteurs ont avancé que les cellules embryonnaires des bourgeons charnus pouvaient se tranformer en cellules de revêtement épidermique et puis en cellules cornées, sous l'influence de certains topiques. Mais il semble qu'il y ait là une erreur d'ordre histologique : les ilots de cicatrisation qu'on observe sur d'anciennes brûlures suppurant depuis longtemps et ayant amené la destruction de tout le derme, sont constitués par du tissus cicatriciel, résultat d'une transformation conjonctive des cellules embryonnaires.

Ou bien, ce qui est encore assez fréquent, la brûlure aura pu respecter un des sillons papillaires du derme qui s'enfoncent quelquefois profondément dans l'épaisseur du tissu sous-dermique; c'est un de ces ilots dermiques ou épidermiques qui, subsistant même après la chûte de l'eschare, sera un point d'appel pour la cicatrisation et semblera être créé de toutes pièces sous l'influence du pansement, alors qu'il existait auparavant et avait échappé à une observation même attentive.

Quoi qu'il en soit, l'acide picrique provoque des ilots de cicatrisation sur des surfaces de brûlures anciennes et suppurées; nous en avons la preuve dans l'observation VIII.

Aussi cette seconde contre-indication de l'acide picrique l'ancienneté de la brûlure, n'est-elle pas absolue. Nous ne devrons pas évidemment nous attendre ici à obtenir ces guérisons rapides que l'on note dans les brûlures superficielles et récentes ; il faudra prolonger longtemps l'emploi de l'acide picrique et encore aura-t-on souvent avantage à alterner ce pansement avec un autre ou encore comme on l'a fait dans l'observation VIII à employer simultanément l'iodoforme et l'acide picrique.

Mais retenons cependant ceci : c'est que dans tous les cas de brûlures anciennes et suppurées, l'acide picrique non seulement diminue notablement la suppuration, sans doute en précipitant les albuminoïdes, mais active nettement la cicatrisation périphérique. Tout autour de la plaie se forme un anneau de croûte sous lequel l'épidermisation se produit. Nous avons vu des brûlures suppurées assez profondes de trois et de quatre centimètres de diamètre guérir ainsi assez rapidement par rétrécissement successif.

On connait d'ailleurs à ce sujet les travaux de Jolly à la Société Anatomique, ils ont établi que chez la grenouille, l'épidermisation, à la suite de plaies se produisait par dessus la surface de derme absente, à la façon d'un véritable pont ; c'est par dessous ce pont d'épiderme qu'à lieu la cicatrisation définitive.

Celle-ci comprend donc d'abord la formation d'un revêtement purement épidermique doublé de la couche de Malpighi ; ce n'est que plus tard qu'apparaît peu à peu au-dessous du pseudo derme formé par un feutrage plus régulier du tissu fibreux, c'est alors seulement que la cicatrice devient véritablement résistante, comme l'ont bien montré les beaux travaux d'Unna sur la cicatrisation du derme et de l'épiderme.

En dehors de ces deux contre-indications tenant à la nature même de la brûlure et qui ne sont pas absolues, comme nous l'avons montré : à savoir la profondeur et l'ancienneté d'une brûlure, rappelons les contre-indications tenant à l'emploi même du médicament pour certains auteurs : à savoir les érytèmes, les intoxications et les douleurs. Sur ce dernier point, nous devons dire que nous avons constaté parfois de vives douleurs dans l'application du pansement picriqué, mais ces douleurs consistant en une sensation de brûlure très vive duraient très peu de temps et amenaient ensuite un véritable soulagement ; en outre elles ne se reproduisaient pas.

Mais dans la grande généralité des cas, nous avons observé grâce à l'acide picrique, une disparition rapide des douleurs quelquefois atroces occasionnées par les brûlures ; ceci survenait surtout lorsque l'épiderme soulevé par les phlyctènes n'était pas déchiré et que le derme n'était pas à nous, nous avons vu ainsi, comme les observations rapportées plus loin en font foi, des malades arriver à l'hôpital dans un état d'agitation extrême, pousser de véritables hurlements, et calmés complètement par un bain ou un pansement picriqué, au point qu'ils s'endormaient aussitôt après d'un tranquille sommeil.

Nous savons que le pansement est pour beaucoup dans l'atténuation de ces douleurs, mais nous pensons aussi que l'acide picrique agit par ses qualités analgésiques qu'on peut constater bien nettement par exemple lorsqu'on se brûle le doigt avec une allumette et qu'on le plonge immédiatement dans un bain d'eau picriquée saturée.

Nous croyons aussi que ces douleurs, quelquefois très vives tiennent en dehors de la sensibilité spéciale du malade, à ce que l'on emploie parfois des solutions beaucoup trop fortes ; tandis que la solution aqueuse saturée est à 1 pour 100 environ, certaines solutions alcooliques atteignent les chiffres de 5 et 10 pour 100 ; ce sont ces dernières solutions dont se sont servis MM. Brun et Potherat et leur concentration explique les douleurs qu'elles ont pu provoquer.

Résumons-nous : brûlures superficielles et mêmes étendues surtout chez l'adulte, telles sont les indications, les plus favorables du pansement picriqué : brûlures profondes ou suppurées ; érythèmes, intoxications, douleurs, telles sont les contre-indications, que nous ne pouvons considérer pour notre part comme absolues et qui verront leur nombre et leur importance diminuer de plus en plus à mesure que la méthode picriquée se perfectionnera.

Arrivons donc maintenant à la technique du pansemeut picriqué. Et tout d'abord, il est un temps préliminaire auquel nous attachons une grande importance : c'est le nettoyage antiseptique de la brûlure avant l'application de tout pansement picriqué quel qu'il soit.

Pour nous en effet, l'acide picrique n'est qu'un très faible antiseptique, absolument insuffisant à désinfecter suffisamment une brûlure que nous devons toujours considérer comme une lésion infectée : elle l'est en effet pour plusieurs raisons ; d'abord parce que les vêtements la contaminent presque toujours, parce que les phlyctènes sont très souvent déchirées, et que fréquemment, des substances grasses sont appliquées sur la brûlure.

Donc, nous considérons toute brûlure comme infectée

et devant être livrée à un nettoyage consciencieux qui aura pour but d'empêcher la suppuration et de favoriser l'imprégnation de l'épiderme par l'acide picrique.

Mais il ne sagit pas ici de la toilette antiseptique compliquée que Mme Nageotte fait subir à chaque brûlure pour la désinfecter et que nous avons exposée plus haut, la nôtre est beaucoup plus simple et à la portée de tout praticien.

Nous nous contentons de laver soigneusement la peau tout autour de la brûlure d'abord au savon, puis à l'éther ou à l'alcool et ensuite au sublimé. Il faut dépasser largement les limites de la brûlure mais on doit en laver tout spécialement le pourtour qui est toujours le point le plus infecté. Mais c'est avec la plus grande douceur qu'il faut procéder à ce nettoyage surtout quand on arrive sur le foyer même de la brûlure; avec des tampons d'ouate hydrophile d'abord imbibé de solution savonneuse, puis d'éther et de sublimé, nous essuyons soigneusement la surface des phlyctènes avant de les ouvrir, le liquide en tension contenu dans les phlyctènes nous rend ce lavage beaucoup plus facile, nous avons grand soin de ne pas enlever l'épiderme qui adhère encore au derme sous-jacent, nous n'enlevons que les lambeaux plus ou moins détachés noirs et recrocquillés sur eux-mêmes qui seraient très difficiles à nettoyer et risqueraient de devenir une cause d'infection, nous conservons le plus d'épiderme possible, quand bien-même il serait soulevé et gaufré car il sert de point d'appel pour la cicatrisation ultérieure. Alors seulement nous ouvrons les phlyctènes ; la sérosité qui en sort ne contamine pas notre plaie déjà propre car ce liquide est toujours aseptique. Nous avons ainsi désinfecté notre brûlure d'une façon aussi parfaite que possible ; si quelques points de suppuration se produisent ils seront isolés et n'entraveront pas d'une façon marquée la cicatrisation. Il pourrait sembler au premier abord que ce lavage des parties brûlées au savon, à l'éther et au sublimé doit-être très douloureux ; il l'est relativement peu, si on a du moins procédé avec grande douceur, et cette douceur est absolument nécessaire, nous venons de le montrer, à la conservation de l'épiderme. Le nettoyage des brûlures est en effet une arme à double tranchant ; pratiquée trop complètement et trop violemment, comme le fait Mme Nageotte, il vient contrarier la cicatrisation, s'il permet une désinfection soigneuse ; fait négligemment, il n'empêche pas l'infection et la suppuration de la brûlure, c'est-à-dire, retarde d'une façon notable la cicatrisation.

Aussi considérons nous cette opération préliminaire comme excessivement importante bien que très facile. C'est seulement affaire de patience et il nous est souvent arrivé d'y consacrer une demie heure.

Les résultats sont véritablement très encourageants, nous avons toujours observé une guérison bien plus rapide dans les cas où nous avons procédé à cette toilette antiseptique de la brûlure, il n'existait pas pour ainsi dire de suppuration ou très peu, même dans les cas de brûlure au troisième degré avec eschare du derme, et chose importante, la cicatrice était plus belle et plus souple. Nous avons aussi observé l'absence des symptômes généraux dans le cas des brûlures étendues.

Dans le cas où la plaie est très sale et infectée, surtout chez les gens qui ne sont pas soigneux de leur personne, lorsque les vêtements sales ont pu contaminer la brûlure, nous préférons après un bon nettoyage qui sera malgré tout forcement incomplet, laisser un pansement humide au sublimé pour un ou deux jours et n'appliquer qu'ensuite le pansement picriqué.

Faut-il procéder à ce nettoyage préliminaire dans tous les cas des brûlures ? Nous reconnaissons que dans certaines brûlures au 1er et au 2e degré très légères, il est quelquefois inutile, surtout lorsque la région brûlée est propre et qu'on n'y a appliqué aucune substance grasse. Le simple pansement picriqué suffit alors à obtenir une guérison rapide. Mais nous ne saurions assez recommander d'accepter cette règle en principe, quitte à y faire quelques exceptions ; en tout cas nous le jugeons nécessaire, toutes les fois que la brûlure sera un peu étendue ou profonde, que les phlyctènes seront déchirées, et lorsque en un mot, nous craignons que la brûlure ne soit infectée.

Nous allons maintenant indiquer la façon d'appliquer le pansement picriqué; pour le moment nous aurons seulement en vue le pansement à l'eau picriquée, nous

nous réservons d'étudier plus tard les autres formes sous lesquelles on peut employer l'acide picrique. Et tout d'abord, quel doit-être le degré de solution de l'eau picriquée ? A saturation, avons nous dit ; mais si l'on s'en rapporte aux solutions recommandées par les différents auteurs on trouve des variations assez considérables.

Papazoglou................	1 pour	200
Thiéry et Filleul............	1,2	100
Gaucher..................	1	100
Moreau	2	100
Arloing	5	100
Pothérat.................	5	100
Brun....................	5	100

Et tous ces auteurs parlent des solutions saturées. Il ne devrait y avoir pourtant qu'un seul degré de saturation. Ces chiffres divers indiquant la solubilité de l'acide picrique, tiennent à ce que parmi ces auteurs les uns emploient la solution aqueuse simple, qui est une solution à 1,2 pour 100 comme l'a établi depuis longtemps M. Thiéry et comme l'ont démontré des chimistes éminents tels que Gautier, Wurz, Berthelot ; tandis que les autres emploient des solutions alcooliques plus concentrées.

Nous conseillons l'eau picriquée ordinaire à saturation, c'est-à-dire renfermant 12 grammes environ d'acide picrique par litre d'eau.

Sous quelle forme employer cette eau picriquée? Toutes les fois que la chose sera possible, il sera préférable de tremper le membre brûlé dans un bain picriqué de la même solution.

Ce bain devra être prolongé (une demi-heure à trois quarts d'heure, quelquefois même une heure), puis on procédera au pansement picriqué. Pour cela, il faudra tremper les compresses de gaze sèches stérilisées dans la solution picriquée, les retirer bien humides de cette solution et en recouvrir la région brûlée. Il faut que ces compresses dépassent largement le foyer de la brûlure ; après leur mise en place, il est bon de faire encore couler sur elles un peu de solution picriquée, puis il suffit de les entourer d'une très légère couche d'ouate hydrophile ; une bande de tarlatane serrée modérément servira à maintenir le pansement en place. La plupart du temps on emploie une quantité trop grande d'ouate et on comprime trop le pansement. Le pansement doit être suffisamment serré pour ne pas se déplacer, mais il doit être aéré pour ainsi dire ; nous avons vu l'influence de l'air sur la cicatrisation des plaies. Ne nous privons pas de cet auxiliaire précieux et même entre les pansements, surtout quand la plaie semble sécher, il est encore très bon de la laisser exposée à l'air et au soleil pendant une heure ; la cicatrisation est avancée d'autant.

Dans certains cas même, à la face notamment, l'on a intérêt à appliquer seulement sur la brûlure des compresses picriquées qu'on renouvelle souvent pour imprégner la peau d'acide picrique ; le pansement devient inutile si le malade est raisonnable et la guérison survient souvent plus vite.

Que se passe-t-il dans le pansement picriqué tel que nous venons de le décrire? L'ouate hydrophile absorbe rapidement l'excès de la solution picriquée, de telle sorte que le pansement devient très rapidement sec ; retiré quelques heures après, la gaze est complètement desséchée. Il faut absolument proscrire toute protective ou taffetas qui entretient la plaie dans un état d'humidité très défavorable à la cicatrisation et permettant la macération de l'épiderme.

Le pansement humide picriqué n'est acceptable que dans un cas, lorsqu'il s'agit d'une brûlure profonde, pour favoriser la chûte des eschares; on est autorisé à l'employer alors comme tout autre pansement humide d'ailleurs.

Combien de temps ce pansement doit-il rester en place ? Le plus longtemps possible. Nous sommes d'avis de le laisser en moyenne six à sept jours. Pour les brûlures superficielles, on a souvent quelque intérêt à le laisser plus longtemps et l'on trouve la cicatrisation opérée sous le premier pansement. Pour les brûlures au deuxième et troisième degré, on peut ôter le cinquième ou sixième jour les pièces les plus superficielles du pansement; si les pièces profondes sont très humides, imprégnées par la sérosité ou la suppuration qui s'écoule de la plaie, on les change ; si non, il vaut mieux les laisser en place et jeter sur elles de la solution picriquée, c'est en effet un principe très important dans la thérapeutique des brûlures et qu'on ne devrait jamais perdre de vue, que plus on change ces pièces de pansement et plus on retarde la cicatrisation, car les compresses entrainent toujours un peu d'épiderme et le froissent. Mais il est aussi un second principe aussi important que le premier, c'est que jamais on ne doit laisser une brûlure macérée dans un liquide, quel qu'il soit, surtout quand ce liquide est du pus; la conduite du chirurgien doit donc s'inspirer de ces deux principes ; de laisser le pansement quand il est sec, le changer quand il est humide, mais en usant de précautions infinies pour ne pas déchirer l'épiderme.

Nous voudrions en effet développer un peu longuement cette partie technique du traitement que nous considérons comme excessivement importante. Comment faut-il retirer un pansement de brûlure, fait à l'acide picrique ? Nous sommes persuadés que si certains auteurs obtiennent de si beaux résultats avec l'acide picrique et tous les autres kératoplastiques, d'ailleurs c'est qu'ils suivent certaines règles dans l'ablation du pansement, ceci est capital et celui qui ne les suit pas s'expose à détruire en quelques instants les résultats de huit à dix jours de traitement.

Deux cas peuvent se produire : ou bien lorsqu'on enlève le premier pansement il n'existe pas d'adhérence entre la peau et les compresses picriquées, la brûlure s'est séchée sans suppurer sous la compresse, la cicatrisation s'est effectuée dans les meilleures conditions, ceci survient dans les brûlures très superficielles.

Mais dans le deuxième cas de beaucoup le plus

fréquent où la sérosité des phlyctènes et de l'épiderme soulevé s'est épanchée dans les compresses picriquées où des points de suppuration ont établi des adhérences entre ces compresses et l'épiderme, il faut bien se garder de tirer sur le pansement.

Nous avons l'habitude d'asperger le pansement de solution picriquée chaude si le pansement ne se détache pas alors de lui-même, nous faisons même prendre un bain de dix minutes dans cette même solution tiède, le pansement tombe alors ordinairement de lui-même dans le bain ; en tout cas nous n'avons plus aucune difficulté à l'enlever ; pour cela, nous soulevons de la main, la compresse, et nous introduisons l'index gauche entre la compresse et la peau, appuyant sur les croûtes de manière à les laisser adhérentes à la peau. Nous n'avons ainsi déchiré aucune portion de l'épiderme ; nous avons nettoyé notre plaie par le bain picriqué, nous séchons ensuite avec un tampon trempé dans l'eau picriquée pour enlever les dernières impuretés qui ont pu rester sur la plaie et nous appliquons un autre pansement suivant la méthode ordinaire.

Si nous avons affaire à une brûlure ancienne et suppurée, voilà ce que nous constatons en enlevant le pansement tout autour de la plaie, à l'endroit où l'épiderme prolifère en formant une bande périphérique épaissie, existe un anneau d'adhérences, gardons-nous de le détruire ; au milieu de la plaie, la compresse baigne dans le pus, nous enlevons avec des ciseaux toute la portion centrale humide et nous laissons l'anneau périphérique adhérent, nous aspergeons la plaie avec un tampon de solution picriquée et nous réappliquons un autre pansement.

De cette façon les nouvelles couches épidermiques en formation, ne seront pas enlevées et contribueront à retrécir le champ de la brûlure en proliférant toujours la périphérie au centre.

Ce sont des détails que nous venons d'exposer minutieusement, mais ces détails d'ablation du pansement ont une importance capitale à nos yeux; comme nous l'avons déjà dit, beaucoup d'échecs, d'insuccès dans le traitement des brûlures, quelles que soient d'ailleurs les substances employées, tiennent à l'ignorance de ces points de détail, c'est ce qui légitime les développements dans lesquelles nous sommes entrés.

Autre point important, le repos le plus complet doit-être ordonné; nous avons souvent vu des enfants qui ne souffrant plus de leur brûlure, se levaient, marchaient, le pansement se déplaçait, entraînait de l'épiderme, si c'était une brûlure récente, faisait saigner la plaie si c'était une brûlure ancienne, et la cicatrisation était retardée d'autant. Cela est surtout important pour les brûlures suppurées. Nous avons obtenu par le repos complet, la guérison d'une brûlure de ce genre dont on ne pouvait obtenir la cicatrisation, les bourgeons charnus très vivaces saignant au moindre mouvement que faisait l'enfant, il faut non seulement interdir aux malades de se lever, mais il faut exiger d'eux le repos le plus complet au lit, au besoin attacher les enfants, tout mouvement est préjudiciable à la cicatrisation dans toute brûlure.

Nous n'insisterons pas beaucoup sur les autres formes d'application de l'acide picrique au traitement des brûlures.

Nous en rejetons résolument quelques-unes, telle la poudre d'acide picrique dont on ne peut doser la quantité et qui a produit parfois des accidents d'intoxications, l'ouate picriquée qui adhère à la brûlure et qu'il est excessivement difficile d'ôter sans déchirer l'épiderme, la vaseline picriquée qui a l'inconvénient de toutes les vaselines médicamenteuses et favorise les érythèmes.

Nous considérons comme bien préférable la gaze picriquée, préparée d'avance dont nous n'avons pas d'ailleurs une grande habitude. Nous voudrions insister un peu plus longuement sur deux préparations qui nous ont donné d'excellents résultats, l'éther et l'alcool picriqués. Nous avons employé beaucoup plus souvent l'éther picriqué et nous le préférons à l'alcool picriqué, il a l'avantage de s'évaporer de suite et de déposer sous forme de poudre impalpable, l'acide picrique sur toute l'étendue de la brûlure.

Il est très indiqué, comme nous le verrons dans les observations suivantes, dans les cas de brûlures superficielles premier et deuxième degré, et surtout dans les brûlures de la face où il dispense des pansements ordinaires. Nous l'avons même souvent employé, simultanément avec l'eau picriquée dans certains cas de brûlures des membres et du tronc ; entre chaque pansement nous badigeonnions deux ou trois fois la plaie d'éther picriqué, nous avons remarqué que la guérison survenait plus rapidement. Peut-être est-ce dû à l'action desséchante de l'éther, et à la précipitation des albuminoïdes de la sérosité purulente qu'il provoque.

Nous ne voudrions pas terminer ce chapitre sans indiquer les diverses substances qu'il convient parfois d'associer à l'acide picrique dans le traitement des brûlures ; dans le cas de brûlures anciennes et suppurées, lorsque l'acide picrique ne semble plus avoir de progrès dans la cicatrisation, on peut le remplacer momentanément par des applications d'iodoforme de bismuth ou d'emplâtre de Vigo ; cette modification dans le pansement, active la cicatrisation d'une façon souvent marquée.

Nous nous sommes aussi souvent bien trouvé d'associer dans le même pansement la poudre d'iodoforme à l'acide picrique.

Enfin, dans le cas où ces divers pansements ne donnent pas de résultats favorables, il reste une dernière ressource, celle des greffes dermo-épidermiques, suivant la méthode d'Ollier-Thiersch ; nous ne pouvons entrer dans les détails de ce procédé, mais ce qui nous intéresse au point de vue où nous nous plaçons, c'est que nous avons employé les pansements à l'acide picrique après l'application de ces greffes, et que nous avons parfois obtenu des résultats remarquables ; deux de nos observations en font foi. Il y aurait sur ce point spécial de la méthode picriquée appliquée dans le cas de greffes épidermiques ou dermo-épidermiques des recherches très intéressantes à faire ; qu'il nous suffise de dire qu'il ne faut pas appliquer le pansement picriqué immédiatement après la pose des greffes, mais le pansement au papier d'étain ou à la gaze iodoformée ; deux jours après l'opération, alors que les greffes sont prises, le pansement picriqué provoquera une extension rapide des greffes.

Quelles sont les suites éloignées du traitement des brûlures par l'acide picrique ? Très bonnes à tous les points de vue. Nous n'avons jamais noté de cicatrices vraiment difformes et vicieuses à la suite de l'emploi de l'acide picrique, même dans les cas de brûlures étendues et profondes, comme dans le cas de brûlures par vitriol. Dans les brûlures du deuxième et troisième degré, la cicatrice est toujours molle, souple et parfaite, elle n'amène aucune gêne fonctionnelle. Ceci est excessivement important et dans un cas où nous avons employé simultanément l'iodoforme et l'acide picrique sur deux brûlures siégeant sur le même malade, toutes les deux ont guéri assez rapidement, mais la brûlure traitée par l'iodoforme a présenté des cicatrices moins jolies et moins souples que celle traitée par l'acide picrique.

L'acide picrique a-t-il l'inconvénient de donner des cicatrices pigmentées ? On sait que l'acide picrique possède un pigment colorant très intense qui pénètre seulement dans les cellules épidermiques.

Dans la majorité des cas, nous n'avons pas observé de pigmentation; cependant deux ou trois cicatrices nous ont présenté une coloration persistant plusieurs mois; c'est un inconvénient, minime il est vrai.

Les moyens qui ont été recommandés pour préserver les mains de celui qui fait le pansement sont nombreux : l'emploi des gants de caoutchouc, une dissolution préalable dans de l'alcool de l'acide picrique qui doit servir à faire la solution (Papazoglou), le lavage des mains avec une solution saturée de carbonate de lithine (Prieur) ou avec de l'eau additionnée d'ammoniaque ou de potasse (Labadie-Lagrave). Un procédé plus simple consiste à s'enduire les mains de vaseline avant de toucher à l'acide picrique; un bon savonnage fait ensuite facilement disparaître la teinte jaune.

INDICATIONS DES DIVERS PANSEMENTS

A L'ACIDE PICRIQUE ET LEUR TECHNIQUE SUIVANT LES

VARIÉTÉS DE BRULURES

Nous venons de donner la technique du pansement picriqué le plus commun mais l'on a souvent intérêt à employer l'acide picrique sous des formes différentes.

Les observations suivantes que nous avons pu recueillir, toutes inédites, vont nous permettre de traiter cette question pratiquement.

Et tout d'abord nous devons établir une division capitale. Ou nous avons à traiter une brûlures récente, venant de se produire, ou remontant au plus à quelques heures.

Ou au contraire nous nous trouvons en face d'une brûlure ancienne et infectée, suppurant déjà depuis plus ou moins longtemps ; la thérapeutique doit être tout à fait différente dans ces deux cas.

Nous ne nous occupons ici que des brûlures au premier, deuxième et troisième degré superficiel, car les brûlures plus profondes, caractérisées par des eschares bien nettes, doivent être traitées d'abord par des pansements humides pour amener la chûte de l'eschare ; à ce moment, ces brûlures qui suppurent rentrent dans notre seconde catégorie l'on pourra alors employer l'acide picrique d'après les règles que nous posons plus loin.

Nous diviserons donc nos observations en deux groupes.

I. — Observations de brûlures récentes non suppurées.

II. — Observations de brûlures anciennes, suppurées. Nous y ajouterons un troisième groupe très intéressant, car rien n'a encore été publié sur ce sujet :

III. — Observations de brûlures par vitriol ou acides quelconques traitées par l'acide picrique.

I. — *Observations de brûlures récentes non suppurées.*

Nous devons établir ici une subdivision, suivant le siège de la brûlure et les traitements qu'elle a subis avant que le malade ne vienne nous trouver.

1° *Où il n'y a eu aucun traitement antérieur* et dans ce cas l'on peut employer directement le bain ou le pansement à l'eau picriquée, mais nous avons déjà dit qu'à notre avis, l'acide picrique n'est pas un antiseptique puissant. Il y a donc tout intérêt, même dans ce cas, à faire la toilette antiseptique de la brûlure ; cette toilette antiseptique doit être simple.

Nous avons déjà indiqué la manière dont nous procé-

dons dans ce cas. Savonnage consciencieux de la région
entourant la brûlure, nettoyage à l'éther et au sublimé,
tout en conservant le plus possible l'épiderme; ce n'est
qu'après ces soins préliminaires que nous appliquons le
pansement picriqué; nous pouvons le laisser alors en
toute sécurité sept ou huit jours, c'est-à-dire jusqu'à
complète guérison de la brûlure. Si en ôtant le premier
pansement on s'aperçoit que la plaie n'est pas complètement cicatrisée, rien n'est plus facile que d'en remettre
un autre; mais nous préférons un simple badigeonnage
d'éther picriqué lorsque la brûlure est presque sèche,
qui dispense de tout autre pansement.

Nous ne pouvons citer toutes nos observations de
brûlures du premier, deuxième et troisième degré superficiel guéries rapidement (en huit à quinze jours) par
cette méthode. Il nous suffira d'en résumer deux ou trois
des plus caractéristiques. Remarquons aussi en passant
la rapidité avec laquelle l'acide picrique sèche et cicatrise la plaie laissée par un vésicatoire, véritable brûlure
au deuxième degré; un grand nombre de médecins se
servent à l'heure actuelle d'acide picrique pour panser
les vésicatoires et en obtiennent la guérison sans douleur
en quatre à cinq jours.

OBSERVATION I

Jules F..., trente-cinq ans, teinturier, vient à l'Hôtel-
Dieu le 6 août 1896. Brûlure au deuxième degré par

l'essence de pétrole de toute la face dorsale de la main et des trois doigts du milieu. Grosses phlyctènes contenant un liquide sero-sanguinolent. Pansement à l'eau picriquée fait suivant les règles précédentes. Guérison en six jours sous un premier pansement.

Observation II

Louis B..., dix-huit ans, marchand de vins, salle Saint-Côme (Hôtel-Dieu), 7 mai 1896. Brûlure par essence de pétrole des deux avant-bras, avec énormes phlyctènes et légères eschares superficielles. Douleurs terribles et état d'agitation extrême du malade. Bain de sublimé de dix minutes, puis pansement à l'eau picriquée qui calme immédiatement les douleurs. Le malade s'endort aussitôt. Le premier pansement reste quatre jours, le deuxième reste huit jours. A ce moment, guérison complète sous une véritable carapace, sauf au niveau du cubitus gauche un point gros comme une pièce de 1 fr. et au niveau du cubitus droit une bande longue de 4 centimètres.

Guérison définitive après une seule application d'éther picriqué.

2° Dans les cas les plus fréquents d'ailleurs où l'on a appliqué sur la brûlure un topique quelconque et surtout des corps gras, on doit plus que jamais procéder à une désinfection soigneuse de la brûlure. Ici l'éther et l'alcool rendent de grands services en dissolvant les substances grasses, ennemies de la cicatrisation. Et il ne faut pas craindre d'en verser sur la brûlure même. Cette application est douloureuse momentanément, mais permet d'obtenir une cicatrisation beaucoup plus rapide, comme nous l'avons maintes fois remarqué.

Voici quelques observations qui en sont la preuve.

OBSERVATION III

Berthe L..., Hôtel-Dieu, 4 avril 1896. Brûlures du deuxième et troisième degré superficiel (légères eschares) des faces dorsale et palmaire de la main et des doigts, produite par de l'eau bouillante. Applications de miel et de liniment oléo-calcaire pendant deux jours. Douleurs persistent. Œdème marqué de la main et du poignet. Le 6 avril, après un bain picriqué d'une heure, premier pansement à la solution aqueuse d'acide picrique. Quatre jours après, la plupart des phlyctènes se sont affaissées, mais le nettoyage n'ayant pas été assez minutieux, on constate que certaines parties de la peau non dégraissées ne se sont pas imbibées d'acide picrique; on relave soigneusement à l'éther. Deux jours après, la brûlure est complètement cicatrisée.

OBSERVATION IV

Victorine P..., journalière, 26 ans. La Charité, 1er juin 1896.

Brûlure du deuxième degré des deux mains, le feu ayant pris aux vêtements. Pansements au liniment oléo-calcaire et à la vaseline boriquée pendant sept jours. La malade souffre beaucoup. Énormes phlyctènes; œdème considérable de la main et des doigts; ceux-ci ressemblent à de véritables boyaux distendus.

Suppuration d'odeur fétide en quelques points.

Le 8 juin, lavage prolongé au savon et à l'éther.

Bain d'une heure dans une solution alcoolique d'acide picrique, quatre jours après, le 12 juin, main gauche complètement guérie (simple application d'éther picriqué), main droite suppure encore un peu, les phlyctènes se sont affaissées, et l'épiderme s'est considérablement épaissi.

On renouvelle deux fois le pansement picriqué. Le 23 juin, sous les croûtes épidermiques, il existe un peu de suppuration. Lavage à l'eau phéniquée et pansement picriqué, 25 juin. Cicatrisation complète. Badigeonnage à l'éther picriqué.

OBSERVATION V

Jeanne G..., femme de ménage, 38 ans. La Charité 3 juin 1896.

Brûlure de toute la face antérieure de l'avant-bras (deuxième degré) par liquide bouillant. Applications de liniment oléo-calcaire, puis de vaseline boriquée calmant peu les douleurs.

9 juin, nous constatons une brûlure de 12 centimètres

d'étendue, légères eschares superficielles, Application de compresses imbibées de solution alcoolique *d'acide pyrogallique* recouvertes d'un léger pansement. Disparition rapide des douleurs le 13 juin, quatre jours après, on enlève le premier pansement.

L'épiderme est noir et épaissi. Ablation des croûtes recouvrant un peu de sérosité purulente. Nouveau pansement à l'acide pyrogallique, le 19 juin, les croûtes sont tombées, mais il persiste un léger suintement séro-purulent. Application d'éther picriqué le 20 juin, le suintement a presque complétement disparu, mais il existe encore trois petits pertuis gros comme la tête d'une épingle laissant sourdre un liquide séro-purulent.

Exposition du bras au soleil pendant une heure et nouveau badigeonnage d'éther picriqué. Le lendemain, guérison complète.

3° *Lorsque la brûlure siège aux membres*, et surtout aux mains ou aux pieds, il est très indiqué d'avoir recours aux bains d'eau picriquée saturée ; nous les avons souvent employés et nous en avons retiré d'excellents résultats, ces bains doivent être longs (une demi-heure à une heure), après le bain, on doit procéder au pansement picriqué, comme à l'ordinaire.

Dans les cas de brûlure du tronc ou de la racine des membres, les bains sont plus difficiles à donner, cependant nous connaissons quelques médecins qui, ayant à soigner fréquemment des brûlures étendues chez des employés d'usine, ont fait établir dans ces usines des baignoires

6 D

remplies de solution aqueuse d'acide picrique les malheureux ouvriers, souvent terriblement brûlés, sont plongés dans cette solution, aussitôt déshabillés. Ces médecins n'on jamais constaté d'accidents d'intoxication et affirment qu'une immersion prolongée dans de l'eau picriquée tiède favorise la guérison des brûlures très étendues, en même temps qu'elle amène une atténuation notable des douleurs.

4° *Les brûlures de la face* demandent en général un traitement spécial. Nous ne faisons plus jamais de pansements pour ces brûlures, le pansement ne tient pas d'ordinaire et gêne beaucoup le malade.

Nous conseillons vivement d'employer seulement l'éther picriqué en badigeonnages répétés deux ou trois fois par jour, la guérison survient très rapidement, quelquefois en deux ou trois jours, ordinairement en cinq ou six jours.

Les deux observations suivantes sont très probantes à ce sujet :

Observation VI

Marie B...., cinquante-huit ans, Hôtel-Dieu, 16 septembre 1896.

Brûlure de toute la face au deuxième degré, par de l'essence de pétrole.

Applications d'ouate picriquée. C'est un mauvais procédé, car l'ouate adhère aux phlyctènes, les déchire, laisse le derme à nu ; il est aussi très difficile d'enlever complètement les débris d'ouate adhérent au derme sous-jacent. Chez cette malade, le nettoyage fut très doulou-reux. Il permit de constater que toute la face est brûlée au 3ᵉ degré superficiel (joue, menton, nez, paupières, etc). L'œdème des paupières est assez considérable.

17 septembre. — Premier badigeonnage d'éther picriqué peu douloureux. L'éther s'évapore et précipite les matières albuminoïdes de la sérosité secrétée en formant une véritable carapace constituée par des croûtes épaisses sous lesquelles la cicatrisation se fait mais qui laissent sourdre par place quelques gouttes de sérosité purulente.

20 septembre. — Deuxième application d'éther picriqué, Guérison complète.

OBSERVATION VII

T..., coiffeur, août 1897, Hôpital Necker.

Brûlures du deuxième et troisième degré superficiel, avec légères eschares du visage, de l'œil droit et de tout le côté droit du tronc (l'épaule, bras, thorax), produites par de l'eau bouillante. La douleur fait pousser au malade des cris terribles.

Après nettoyage, pansement à l'éther picriqué pour la face, à l'eau picriquée pour le tronc. Les douleurs se calment rapidement et le malade dort bien toute la nuit.

Nous recouvrons cependant le visage d'un pansement,

à cause des brûlures de l'œil droit. Nous soignons cet œil par des instillations de solution picriquée faible (6/1000) et des applications de pommade iodoformée.

Le lendemain, nous ôtons le pansement du visage ; la brûlure du visage est en très bon état, nouvelle application d'éther picriqué, sans pansement occlusif.

Deux jours après, le malade voulant quitter l'hôpital, nous lui ôtons le pansement du tronc. L'épiderme est enlevé au niveau des phlyctènes ; certaines parties sont déjà sèches, les autres suintent encore un peu. Nouvelle application d'éther picriqué sans pansement, cinq jours après l'accident, la brûlure est complètement cicatrisée.

II. — *Observations de Brûlures anciennes et suppurées.*

OBSERVATION VIII

André F..., enfant de quatre ans, entre salle Girardés, n° 28, dans le service du D\u02b3 de Saint-Germain, le 21 octobre 1895.

Brûlures étendues de toute la face au troisième degré. On applique d'abord des pansements humides pour favoriser la chûte des eschares, qui se produit au cinquième jour. Suppuration abondante.

A ce moment, la face a un aspect caractéristique ; les deux côtés du visage, le menton, la lèvre inférieure ne forment qu'une vaste plaie. Le côté droit est particulièrement lésé; la joue tout entière est à vif, depuis la queue du sourcil jusqu'à un travers de doigt derrière l'oreille; celle-ci est adhérente à la tête, on ne peut l'en détacher. A gauche, il existe une large bande allant du lobule de l'oreille à la commissure. A cette bande fait suite une large brûlure occupant toute la face antérieure du menton et se continuant avec les brûlures du côté droit.

Le traitement classique est institué. Pansements humides et vaseline boriquée. Les eschares tombent au bout de quinze jours, laissant à nu une vaste surface sanglante, surtout à droite.

Le 6 novembre, on remplace les pansements humides par des pansements au stérésol du côté droit, à l'iodoforme du côté gauche, de manière à pouvoir comparer la cicatrisation des deux côtés.

Ces pansements sont renouvelés tous les deux jours. Le stérésol forme en se desséchant un enduit qui se fendille et permet la cicatrisation par dessous. Tout d'abord la cicatrisation semble se faire plus rapidement sous l'influence du stérésol que sous l'influence de l'iodoforme, mais bientôt elle s'arrête d'un côté comme de l'autre. Le 1er février, la plaie est toujours dans le même état et suppure beaucoup.

M. Le Fur, alors interne du service, fait appliquer le pansement à l'eau picriquée.

A ce moment, la plaie de la joue droite présente encore 5 centimètres de hauteur sur 3 de largeur environ; la plaie est bourgeonnante, d'un rouge vif, saignant très facilement au moindre contact, surtout à sa partie centrale, limitée par un léger liseré de cicatrisation. La suppuration est abondante.

. Les pansements picriqués sont pratiqués de la façon suivante : Après avoir essuyé doucement avec un tampon d'ouate picriquée le pourtour de la plaie plus ou moins soulevé par des croûtes, on procède à une sorte de stypage de toute la plaie avec un tampon trempé dans la solution aqueuse saturée d'acide picrique, puis on applique sur la plaie des compresses de gaze salolée trempées dans la même solution et recouvertes d'une petite quantité d'ouate hydrophile. Ces pansements sont renouvelés tous les deux jours. Quinze jours après le début du traitement picriqué, le 15 février, la plaie saigne et suppure déjà beaucoup moins. On constate une traînée blanchâtre d'épiderme nouveau, séparant en deux territoires l'ancienne plaie ; de plus, deux ou trois îlots épidermiques de couleur blanchâtre et presque transparents se remarquent au milieu de la masse bourgeonnante.

22 février. — La bande épidermique qui n'était qu'esquissée la semaine dernière, se dessine de plus en plus, en même temps qu'apparaissent sur la surface de nombreux îlots épidermiques. La zone limitante empiète également sur la plaie qui se rétrécit de jour en jour.

6 mars. — On ne renouvelle plus les pansements que tous les trois jours. La kératinisation s'opère lentement, mais constamment. La suppuration est arrêtée.

25 mars. — Les pansements sont faits seulement tous les sept jours. Mais comme l'état reste stationnaire depuis quelque temps, M. Le Fur conseille de saupoudrer la plaie de poudre d'iodoforme avant d'appliquer le pansement picriqué. Depuis ce jour, les progrès sont beaucoup plus rapides; d'autres ilots épidermiques se forment bien nettement sur cette surface qui suppure depuis près de cinq mois déjà. La plaie perd sa coloration rouge vif pour devenir violacée et se couvre bientôt sur toute sa surface d'une légère pellicule blanchâtre. Deux petits points de suppuration persistent encore au début du mois d'avril, et la malade sort de l'hôpital, venant se faire panser seulement tous les dix jours.

L'intérêt de cette observation réside dans l'ancienneté de la brûlure et la série de traitements qui ont été employés contre elle. En somme, sur cette surface qui suppurait déjà depuis plusieurs mois et était constituée par du tissu embryonnaire, avec destruction complète du derme, seul l'acide picrique associé à l'iodoforme a provoqué nettement des îlots d'épidermisation, alors que des substances kératoplastiques comme le stérésol avaient échoué.

III. — *Observation de Brûlures par Vitriol ou Acide quelconque, traitées par l'Acide picrique.*

Comme nous l'avons dit, ce groupe d'observations est

excessivement intéressant, car nous ne connaissons pas encore de cas semblables publiés.

Aussi insisterons nous beaucoup sur les deux observations suivantes recueillies avec grand soin par M. Le Fur, interne des hôpitaux, et qu'il a bien voulu nous communiquer.

OBSERVATION IX

Brûlure par vitriol traitée par l'eau, l'éther picriqués et l'emploi concomitant de greffes épidermiques.

M. de K..., avril 1897, reçoit un bol de vitriol en plein visage et après s'être fait panser très sommairement, vient nous trouver. Tout le côté droit de la figure et une partie du côté gauche sont atteints ainsi que les deux yeux, le malade souffre beaucoup ; nous nettoyons consciencieusement les régions brûlées et nous faisons un pansement à l'eau picriquée saturée. Les eschares qui sont assez profondes tombent au septième, huitième et douzième jour, il semble que les pansements à l'eau picriquée aient retardé la chûte des eschares qui sont absolument sèches d'ailleurs, au-dessous une suppuration très peu abondante s'établit, les bourgeons charnus ont bon aspect. Bientôt très rapidement, surtout du côté gauche le moins atteint, l'on voit poindre des îlots de cicatrisation sur les surfaces granuleuses et le liseré d'épidermisation entourant ces surfaces se rétrécit rapidement.

Nous notons une rapidité très grande de la cicatrisation en certains points de telle sorte que douze à quinze jours après l'accident le plus grand nombre des plaies sont cicatrisées, bien que nous ayons eu à faire à des brûlures au troisième et quatrième degré, comme dans toutes les brûlures au vitriol. Les lésions oculaires caractérisées par des brûlures des paupières, de la cornée et de la conjonctive furent traitées aussi par une solution d'eau picriquée moins concentrée 1 pour 200, et par de la vaseline iodoformée ; quotidiennement il fallait procéder à la destruction des adhérences qui menaçaient d'unir la conjonctive palpébrale à la conjonctive bulbaire créant ainsi un symblépharon qui aurait entraîné la perte des fonctions de l'œil, sous la cocaïne nous rompions ces adhérences avec une spatule mousse, puis nous laissions jusqu'au lendemain un pansement picriqué, nous eûmes la grande satisfaction de guérir les deux yeux, sans voir survenir la moindre cicatrice vicieuse, le moindre ectropion ou entropion, à droite le malade conserva une légère taie sur la cornée obscurcissant seulement la vue.

Quant aux deux ou trois surfaces qui suppuraient encore le quinzième jour, dont l'une se trouvait au front et l'autre au menton, nous résolûmes de les guérir par l'application de greffes dermo-épidermiques, le pansement au papier d'étain fut laissé deux jours puis il fut remplacé par le pansement à l'eau et en dernier lieu à l'éther picriqué ; l'extension des greffes fut très rapide, et la cicatrisation définitive obtenue en un temps très court vingt-cinq jours après l'accident, quinze jours après la chute des eschares, tout était guéri.

L'intérêt de cette observation réside : 1º Dans la rapidité de la cicatrisation survenue pourtant dans un cas de brûlure profonde et étendue. 2º Dans les lésions oculaires qui bien que graves disparurent presque sans laisser de traces, le malade ayant conservé la vue presque parfaitement. 3º Enfin dans l'absence de difformité des cicatrices qui étaient souples, et dans l'absence de toute déformation du côté de la face, surtout au niveau des paupières, chose très rare après les brûlures par du vitriol.

Nous considérons cette observation comme un grand succès à l'actif du pansement picriqué.

OBSERVATION X

Brûlure par vitriol traitée par l'eau et l'éther picriqués et l'emploi concomitant de greffes épidermiques.

Mᵐᵉ R..., entre à l'Hôtel-Dieu, salle Sainte-Marthe, le 10 janvier 1897, trois quarts d'heure après avoir reçu en plein visage une quantité considérable de vitriol. Je l'examine de suite : tout le côté gauche de la tête et de la face est transformé en une sorte de parchemin dur, gris et terne ; le masque fascial du côté gauche est absolument rigide et immobile ; on n'y observe plus la moindre contraction musculaire. Les lésions s'étendent aussi à une partie du côté droit de la face mais sont moins profondes. L'œil gauche dont les paupières sont immobilisées est tout entier recouvert d'une eschare blanchâtre ; légère eschare aussi sur l'œil droit dont les paupières sont brûlées par places. Il est impossible, au niveau des parties brûlées, surtout sur tout le côté gauche de la figure, de plisser la peau, ce qui prouve que la peau et le tissu cellulaire forment une même plaque dure et immobile ; ce sont des brûlures au quatrième degré. Je fais déshabiller la malade et je constate des brûlures moins profondes, mais nettes sur les deux avant-bras et le bras gauche.

On applique des pansements à l'eau picriquée suivant la méthode ordinaire, les surfaces restent toujours sèches : au quinzième jour les eschares commencent à tomber, elles ont un *bon centimètre d'épaisseur*, laissant à nu le tissu cellulaire sous-jacent déjà très bourgeonnant.

A la chute de l'eschare oculaire qui intéresse toute l'épaisseur de la cornée, le cristallin est rejeté, ainsi que le corps vitré, l'œil gauche s'affaisse complètement.

L'eschare superficielle de l'œil droit tombe ; mais grâce aux pansements au violet de méthyle et à la pommade iodoformée, j'obtiens de ce côté un cicatrisation rapide.

Chaque jour je fais ce pansement pour détruire les adhérences qui se seraient certainement formées entre la conjonctive oculaire et la conjonctive palpébrale déterminant ainsi du symblépharon, accident redoutable, parcequ'il compromet le fonctionnement d'un œil dont les milieux seraient sains, ce qui était le cas pour l'œil droit. Ces adhérences se formaient très rapidement entre chaque pansement, et leur destruction quoique très pénible était nécessaire pour conserver à la malade son œil droit.

L'élimination des eschares s'est faite de façon différente suivant les régions. Du côté droit de la face, les eschares beaucoup moins profondes que du côté gauche se sont cicatrisées sous la seule influence de pansement picriqué au bout de quinze jours environ l'épiderme est en effet déjà formé quand la croûte tombe. Cependant les paupières du côté droit présentent chacune une eschare assez profonde qui a été une des plus longues à s'éliminer. Du côté gauche au contraire, les lésions sont beaucoup plus profondes, les eschares se sont détachées successivement de bas en haut par grandes plaques dix jours environ après celles du côté droit.

L'élimination totale des eschares n'est guère terminée que quatre semaines après l'accident ; les dernières qui tombent sont celles de la région frontale gauche.

A ce moment, tout le côté gauche de la tête et de la face est à nu. En haut, la plaie est limitée par la suture fronto-pariétal, en bas par le bord inférieur du menton, en avant par une ligne descendant sur le milieu du nez et traversant le milieu de la commissure buccale, en arrière par une ligne verticale passant à 2 centimètres en avant du tragus.

Au niveau de l'os frontal gauche, l'eschare qui a été la dernière à tomber est si profonde qu'en se détachant elle entraine le périoste et la table externe de l'os se trouve à nu assez fortement érodée.

Le 12 février 1898, la malade vient à l'hôpital Necker, dans le service de M. Le Dentu. A ce moment, l'œil droit est complétement guéri ; cependant la conjonctive reste toujours rouge et il est toujours nécessaire de rompre quelques adhérences qui se forment encore entre la paupière et le globe oculaire. Seules les eschares de la paupière droite suppurent encore. L'œil gauche est complétement perdu et affaissé. Il persiste sous forme de moignon et s'est recouvert d'une couche granuleuse, épaisse et rouge.

La paupière supérieure à nu conserve encore sa forme. Quant à l'inférieure, elle est presque complétement détruite et des adhérences unissent ce qui en reste au moignon oculaire. Seuls quelques mouvements permettent encore au globe oculaire de remonter légèrement sous la paupière supérieure. Celle-ci, rouge, unie et lisse, ne secrète pas de pus comme le reste de la plaie faciale.

Les adhérences de la portion inférieure du globe oculaire avec la paupière inférieure se reproduisent avec une désolante facilité, malgré le soin que je mets à les détruire, malgré la gaze iodoformée que j'introduis régulièrement entre les deux surfaces.

La table externe du frontal est toujours à nu. Il

existe une teinte brunâtre à ce niveau qui fait craindre une élimination. Quelques bourgeons charnus ont une certaine tendance à envahir cette surface.

La plaie faciale a beaucoup diminué. Les pansements à l'acide picrique faits régulièrement tous les deux ou trois jours à cause de la suppuration, suivant la méthode que nous avons indiquée plus haut, ont rétréci notablement ses dimensions par cicatrisation progressive de la périphérie au centre. A droite, la plaie de la paupière supérieure suppure toujours. A gauche, le nez, la lèvre supérieure gauche et toute la portion qui se trouve au dessous de la commissure buccale sont complètement cicatrisés. En somme, la plaie faciale, sous l'influence du pansement picriqué, a relativement peu suppuré et s'est rapidement cicatrisée dans toute sa portion inférieure, le reste a très bon aspect.

Les jours suivants, la cicatrisation ne faisant plus de progrès, nous nous décidons à pratiquer quelques greffes épidermiques suivant la méthode de Reverdin.

Le 15 février, nous prenons de minces greffes sur la jambe insensibilisée, à la cocaïne et au chlorure d'éthyle, et nous les appliquons à droite sur la plaie de la paupière supérieure, à gauche sur la vaste surface bourgeonnante, puis nous recouvrons le tout du pansement picriqué. A droite, la greffe a très bien pris et la cicatrisation est obtenue sous le premier pansement. A gauche, nous n'avons pas pris soin de cureter la couche épaisse de bourgeons charnus, de telle sorte que la sérosité purulente fournie par ces bourgeons entraînera une partie de nos greffes, les autres prirent solidement et nous nous en aperçûmes quand nous voulûmes faire une seconde séance de greffes suivant la méthode Ollier-Thiersch.

Le 28 février en effet, voyant que nos premières greffes ne progressaient pas suffisamment, nous nous décidons à endormir le malade; nous curetons complètement la surface des bourgeons charnus et nous découpons sur la cuisse de longues lanières dermo-épidermiques que nous reportons ensuite sur la surface de la brûlure asséchée. Nous faisons plutôt nos greffes épaisses cette fois, ayant à recouvrir une surface très déprimée, surtout après l'ablation de la couche granuleuse.

Ne voulant pas cette fois recouvrir les greffes immédiatement avec le pansement picriqué, nous employons le papier d'étain sur la moitié postérieure de la plaie, du protective sur la partie antérieure. Nous laissons cette fois le pansement en place huit jours. Lorsque nous l'enlevons, nous constatons que la majorité des greffes a pris, surtout dans la région recouverte par le papier d'étain. Nous remplaçons alors le pansement humide par le pansement à l'eau picriquée.

Ces greffes d'abord brunâtres laissent tomber une pellicule foncée sous laquelle la greffe apparaît adhérente et recouverte d'un épiderme blanchâtre.

Nous faisons alors un pansement tous les deux ou trois jours. La partie inférieure de la plaie suppure encore, certaines greffes ayant été entraînées, mais le pansement n'est plus jamais traversé et nous nous contentons de changer les pièces superficielles du pansement en imbibant les profondes de la solution picriquée. La cicatrisation fait alors des progrès rapides ; un enduit jaunâtre formé par l'acide picrique et la sérosité précipitée, recouvre toute la plaie ; sous cet enduit que nous ôtons tardivement, se trouve déjà un épiderme résistant ; au niveau des plus anciennes greffes, la prolifération de l'épiderme est très marquée. Nous remplaçons alors le pansement à l'eau picriquée par des badigeonnages à l'éther picriqué qui consolide encore tous ces revêtements épidermiques et sèche les derniers points de suppuration. La région frontale gauche est la dernière à se cicatriser, une partie de la table externe du frontal s'étant éliminée par nécrose.

Le 17 mars, la malade a la satisfaction de voir supprimer tout pansement et nous pouvons constater les bons résultats du pansement picriqué au point de vue de l'aspect et de la nature de la cicatrice.

Du côté droit, la commissure interne de l'œil droit est très saillante, une cicatrice relie directement la paupière supérieure à l'inférieure et amène un léger ectropion de la portion moyenne de la paupière inférieure, avec légère déviation en dehors du point lacrymal inférieur. Cet ectropion s'est atténué d'ailleurs très sensiblement avec le temps.

Les deux paupières droites sont très souples. Le malade voit parfaitement du côté droit.

Des taches d'un rouge sombre indiquent les brûlures de la face du côté droit ; elles sont surtout marquées dans la région de la joue et du menton et contournent même ce dernier pour rejoindre les cicatrices gauches.

Du côté gauche, la paupière supérieure est bien conservée ; on voit le muscle orbiculaire, et plus haut le muscle frontal se contracter encore. Mais la paupière inférieure a contracté des adhérences avec la portion moyenne du moignon oculaire, de telle sorte qu'on voit à peine le cercle noir de l'œil. L'aile gauche du nez est attirée assez fortement en haut et à gauche, ainsi que la commissure buccale gauche, la lèvre supérieure est élargie.

La cicatrice au niveau du point où l'os frontal dénudé s'est névrosé est encore très mince, réduite presqu'à un pellicule, nous le consolidons avec des badigeonnages à l'éther picriqué.

Toutes ces cicatrices sont souples, à peine dures sauf la bride peu marquée d'ailleurs de la commissure buccale gauche ; elles ne sont pas colorées en jaune, seulement un peu violacées : mais cette coloration s'atténue de plus en plus.

Et ce qui prouve que l'acide picrique a été pour quelque chose dans l'absence de cicatrices vicieuses et difformes à la face, c'est que les brûlures pourtant moins profondes des bras et du thorax soignées par les procédés ordinaires (pansements humides et iodoformés) sont au contraire épaisses, laides, difformes et présentent des brides tiraillant sur la peau d'une façon marquée.

7 D

Observation XI

Brûlure par Phosphore traitée par les pansements à l'eau picriquée.

R..., étudiant de vingt et un ans, est victime le 8 mai 1893, d'une explosion en préparant du sulfure de phosphore dans un tube à essai : grande flamme et projection en pluie du phosphore pulvérisé ; l'étudiant est atteint à la joue droite, au côté droit du cou et en quart supérieur droit de la poitrine (il n'avait sur lui qu'une chemise et un gilet de flanelle en cet endroit, le feu a pris à ces deux tissus, et avant qu'il ait pu les arracher, la poitrine était atteinte) ; il se précipite sous un robinet et éteint le phosphore qui continuait à brûler sur sa peau : puis il lave ses plaies à l'ammoniaque et vient à l'hôpital, Necker, dans le service de M. le Professeur Le Dentu.

Voici ce que nous en observons :

1° *Face*. — L'épiderme s'en va par lambeaux et laisse le derme à nu : ce derme présente plusieurs plaques de morsifications : entre ces plaques morsifiées le derme est œdématié, blanchâtre mais on y voit comme un pointillé rouge de tissu vivant (cette particularité est dûe à ce que le phosphore s'était pulvérisé et avait produit une multitude de petits points de nécrose) ; de plus, la sensibilité, complètement abolie au niveau des plaques, subsiste un peu.

La barbe, détruite au niveau des plaques, n'a pas été brûlée jusqu'à la racine dans les autres parties.

Cou. — Ce qu'on observe à la joue, moins les plaques.

Lèvres. — La Muqueuse au niveau de la commissure droite est détruite.

Poitrine. — C'est la partie la plus profondément atteinte : le derme est détruit, mort.

Main droite. — Brûlure à la face antérieure du poignet, derme morsifié

Brûlure entre le pouce et l'index, derme également mort.

Marche des brûlures. — Le malade est admis dans le service ; aussitôt on lui fait un pansement à l'acide picrique (1 pour 100), on le met au régime lacté.

Le lendemain. — Pas de suppuration œdème des régions atteintes très prononcé, surtout au niveau du cou mais le surlendemain, on faisait un pansement à l'acide picrique dans deux matins l'œdème a diminué, au bout de quatre jours il a complètement disparu et le cou a repris à peu de chose près sa forme.

Pas d'albumine.

Quant aux brûlures elles-mêmes, voici ce qu'elles devenaient. Les plaques nécrosées s'éliminaient en laissant le tissu combaire sous cutané nu ; les autres parties atteintes reprenaient complètement leur vitalité d'une manière progressive, la sensibilité se rétablissait.

Au bout de huit jours on laissait la joue à l'air en la recouvrant d'un simple enduit de vaseline ; mais on remarquait que la cicatrisation à ce niveau se faisait moins vite qu'au début et le malade s'astreignait alors à garder sur sa joue et ses lèvres des compresses d'acide picrique qu'il renouvelait chaque fois qu'elles étaient sèches.

Au bout de quinze jours le malade sortait de l'hôpital : il présentait alors de nombreuses croûtes à la joue, le cou guéri, sauf la formation non encore complète de l'épiderme corné.

Toute la plaie de la poitrine avait encore de notables proportions ; uniformes, la peau se reformait de la périphérie au centre.

Donc, pas de suppuration

pas d'albumine

pas de fièvre 37°,5

peu de douleur

Pas d'arrêt dans la guérison, l'acide picrique avait très bien réussi.

Le malade, pansé tous les jours pendant quinze jours, sortait le 23, revenait se faire panser tous les deux ou trois jours ; vers le 30 mai, les croûtes de la figure sont tombées en laissant une cicatrice rouge qui disparaît de telle sorte qu'il y a lieu d'espérer qu'on ne retrouvera plus de faces sensibles de la brûlure d'ici quelque temps. Un peu de gêne dans le rire a disparu par l'application continuelle de vaseline.

Main guérie, cicatrices disparaissent, et la vaseline a

fait disparaitre le géne à peine sensible des mouvements du pouce.

La poitrine ne présente plus que deux petites plaies de la largeur d'une pièce de cent sous, qui bourgeonnent. Remarquons que la peau s'est reformée d'une façon lente et mathémétique de la périphérie au centre, qu'un point de peau s'est formé et a déterminé ainsi les deux petites plaies séparées par ce point. Il n'y a eu jamais excroissance, le recouvrement s'est fait en rampant pour ainsi dire, seul les deux petits tuyaux denudés qui subsistent actuellement se sont mis à bourgeonner ces jours derniers. Ou les brûle au nitrate d'argent.

L'acide picrique nous semble donc avoir agi très favorablement en empéchant la suppuration, avons en hâte remarquablement la cicatrisation et en anesthésiant les parties brûlées.

Tous ces avantages nous ont *frappé* et rendu absolument partisans de l'acide picrique dans le traitement des brûlures par agents caustiques, comme le phosphore.

CONCLUSIONS

De tous les traitements préconisés contre les brûlures, deux seuls sont à retenir : le traitement antiseptique qui empêche leur suppuration et le traitement kératoplastique qui hâte leur cicatrisation par l'application de certains topiques.

Parmi ces topiques, l'acide picrique est un des meilleurs, car c'est un des plus kératoplastiques.

Il ne semble pas très toxique, cependant certains accidents observés chez les enfants commandent de réserver chez eux son emploi; au contraire, son innocuité chez l'adulte, ses propriétés analgésiques, kératoplastiques et légèrement antiseptiques en font un médicament très recommandable.

Les indications du pansement picriqué sont les brûlures superficielles du premier, deuxième et troisième degré superficiel; ses contre-indications, sans être absolues, sont les brûlures profondes, anciennes et suppurées et les accidents d'intoxication notés plus haut.

La technique du pansement picriqué est très importante à connaître avec précision, car elle permet d'éviter un certain nombre d'inconvénients et d'accidents; elle peut se résumer à ceci : nettoyage antiseptique préliminaire de la brûlure avec conservation de l'épiderme, bain picriqué, pansement à la solution d'eau picriquée à 1 % suivant les règles indiquées plus haut, renouvellement très rare de ce pansement, ablation très soigneuse du pansement faite avec la plus grande douceur possible pour ménager l'épiderme.

Dans certains cas de brûlures superficielles et notamment à la face, l'alcool et surtout l'éther picriqués à saturation en simple badigeonnage ont permis d'obtenir des guérisons remarquablement rapides.

Dans le cas de brûlures anciennes et suppurées, l'on a souvent intérêt à associer à l'acide picrique d'autres substances telles que l'iodoforme, le thyol. l'ichthyol. L'existence des greffes dermo-épidermiques (méthode d'Ollier-Thiersch) semble très favorisée par les pansements à l'acide picrique.

Enfin, dans les brûlures par caustiques et notamment par vitriol, l'acide picrique est aussi indiqué ; nous l'avons vu deux fois donner des résultats excellents au point de vue de la souplesse des cicatrices et de leur absence de difformité.

INDEX BIBLIOGRAPHIQUE

Annales de Dermatologie, juin 1897.

Arloing. — *Gazette hebdomadaire*, 1er novembre 1896.

Bardeleben. — *Zur Behendlung von Verbrennungen deutche med. Kochenschr*, 1892, n° 23. Nouveau mode d'emploi du bismuth dans le traitement des brûlures.

Anal. in Semaine médicale, 1892, p. 124.

Beauxis-Lagrave. — *Gazette hebdom.*, 12 novembre 1896.

Bidder. — Traitement des brûlures par le thyol. *Anal in Semaine médicale*, 1892, p. 160.

Boyt. — Du traitement des brûlures par le pansement à l'acide phénique. Thèse de Paris, 1878.

Busch (de Gera). — Du traitement antiseptique des brûlures. *Berliner Klin. Wocheschr.*, 20 décembre 1880.

Chaumier. — Du traitement des brûlures de la face chez des enfants. *Poitou Médical*, 1er février 1892.

Duplay et Reclus. — Traité chirurgie.

Dupuytren. — Leçons orales, 1832.

Dubousquet-Laborderie. — Transplantation de la peau de grenouille sur une plaie bourgeonnante de brûlure. Comptes rendus Société Biologique, Paris 1886; *Gazette des Hôpitaux*, Paris, 1886, p. 1171.

Filleul. — Thèse de Paris. 1894

GREGORESCU. — Propriétés analgésiques de la glycérine employée dans le traitement des brûlures. Société de Biologie, 2 mars 1871.

JOULIARD. — Du pronostic des brûlures chez l'enfant. *Revue Manuelle des Maladies de l'Enfance*, 1887, p. 217.

KIANICIDE. — De la cause de la mort à la suite des brûlures étendues de la peau. *Archives de Médecine expérimentale et d'Anatomie pathologique*, Paris 1894, p. 731.

LARUE. — Traitement des brûlures par le salol camphré. Thèse de Paris, 21 mars 1892.

MOSETIG-MOORHOF (VON). — *Zur therapie der verbrennungen*. *Wiener M. Médicale Presse*, 1817, p. 49.

NAGEOTTE. — Thèse, Paris, 1891.

PAPAZOGLOU. — Thèse, Paris, 1896.

SCHOOFS. — Cas des brûlures étendues guéries par les greffes épidermiques. *Jour. Méd. Chir. Pharm.*, Bruxelles 1888, p. 360.

SCHIFF. — Traitement des brûlures par l'iodoforme. Congrès international dermatol. Syphilis, 1889. Paris, 1890, p. 144.

SOCIÉTÉ DE BIOLOGIE. — Compte rendu de la séance du 10 juin 1893.

SOCIÉTÉ DE CHIRURGIE. — Bulletin et Mémoires, janvier 1898.

SOCIÉTÉ MÉDICALE DES HOPITAUX. — Bulletin, mai 1897.

THIÉRY. — Titre et travaux. Février 1895, *Progrès Médical*, 1895; *Gazette des Hôpitaux*, 18 janvier 1896, 27 février 1896, 11 septembre 1897, 19 avril et 5 mai 1898.

UNNA. — Dermato-plastie und kératoplastie. Berlin. *Klin-Wochensch.*, 1883.

VAUGRENTE. — Thèse, Paris, 1891.

VIGNERON. — Thèse, Paris, 1891.

VINETA-BELLASERRA. — Compte rendu du Congrès international de Dermatologie et de Syphilis, 1889.

DEBACQ. — De l'emploi de l'acide picrique en thérapeutique. Thèse Paris, 1898.

IMPRIMERIE DEVERDUN ET JAGUIN, BUZANÇAIS (INDRE).

www.ingramcontent.com/pod-product-compliance
Ingram Content Group UK Ltd.
Pitfield, Milton Keynes, MK11 3LW, UK
UKHW021742090726
13657UKWH00002B/871

9 782019 702090